Kliniktaschenbücher

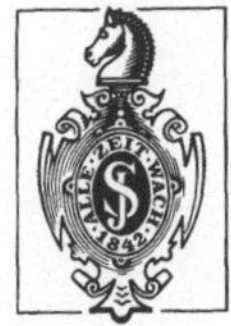

F. Heinrich   K. Klink

Lungenembolie

Zweite, korrigierte Auflage

Mit 11 Abbildungen und 27 Tabellen

Springer-Verlag
Berlin Heidelberg New York Tokyo 1984

Prof. Dr. Fritz Heinrich
Dr. Karl Klink

Krankenhaus Bruchsal, Akademisches Lehrkrankenhaus
der Ruprecht-Karls-Universität Heidelberg
Medizinische Klinik, Gutleutstraße 9/14, 7520 Bruchsal

ISBN-13: 978-3-540-13067-3   e-ISBN-13: 978-3-642-69489-9
DOI: 10.1007/978-3-642-69489-9

CIP-Kurztitelaufnahme der Deutschen Bibliothek
Heinrich, Fritz: Lungenembolie / F. Heinrich; K. Klink. – 2., korrigierte Aufl. –
Berlin; Heidelberg; New York; Tokyo: Springer, 1984. (Kliniktaschenbücher)

NE: Klink, Karl

Satz- u. Bindearbeiten: G. Appl, Wemding, Druck: aprinta, Wemding. 2121/3140-543210

Geleitwort

Die Lungenembolie ist auch heute noch die gefürchtetste Komplikation des Krankenlagers, trotz aller Erkenntnisse über eine wirksame Prophylaxe. Pulmonaler Hochdruck mit der oft fatalen, akuten Rechtsinsuffizienz des Herzens und eine arterielle Hypoxie infolge von Verteilungs- und Diffusionsstörungen in der Lunge sind unmittelbare Folgen der Embolie. Mechanische, humorale und nervös reflektorische Pathomechanismen schließen sich im verhängnisvollen „Circulus vitiosus". Ihn zu durchbrechen und seine Beseitigung ist Anliegen in der Behandlung.

Die schnelle Revaskularisation der pulmonalen Strombahn mit dem Ziel der Entlastung des rechten Herzens ist vordringliches Ziel der Therapie und ruft in Abhängigkeit von der Schwere des Bildes Internisten und Chirurgen auf den Plan. Die interdisziplinäre Fragestellung gipfelt bei den schweren und schwersten Formen der Embolie letztendlich in der Entscheidung, ob sofort chirurgisch interveniert werden muß, oder ob mit der fibrinolytischen Behandlung zumindestens zunächst die Wiedereröffnung der Gefäßbahn angestrebt werden soll.

Nach wie vor aber gilt gerade für die Lungenembolie der alte Satz: „daß die beste Therapie die Prophylaxe ist". Der Internist Fritz *Heinrich*, ehemals Oberarzt unserer Giessener Klinik, hat mit seinem Mitarbeiter K. Klink im vorliegenden Buch zu diesen aktuellen Fragen kritisch Stellung genommen. Vor dem Hintergrund ihrer klaren pathogenetischen und pathophysiologischen Vorstellungen über den Ablauf der Embolie – Heinrich hat in Giessen eindrucksvolle, tierexperimentell gewonnene Befunde vorgelegt – haben die Autoren unter Verwendung der entscheidenden Arbeiten aus der nationalen und internationalen Literatur ihre großen klinischen Erfahrungen geordnet. Sie entwickeln ein anschauliches, klares, klinisches Konzept, welches in der Einfachheit und Dignität überzeugt. Gerade für den in der Praxis stehenden Arzt bietet das Buch eine Fülle von Anregungen, die eigenen Vorstellungen hinsichtlich Klinik, Diagnose und Differentialdiagnose auszubauen, gegebenenfalls zu korrigieren. Die verschiedenen Verlaufsformen der Embolie werden ihrer Schwere nach eingeteilt und dem jeweiligen Grad eine ganz spezielle Reihenfolge der therapeutischen Maßnahmen zugeordnet. Mit diesem schrittweisen therapeutischen Vorgehen gelingt den Autoren eine auch für die Klinik beispielhafte Form einer differenzierenden Therapie.

Der Leser dieses Buches wird es nicht nur mit ganz persönlichem Gewinn für sich aus der Hand legen, sondern sicher auch – insbesondere wenn er selbst im Einsatz am Krankenbett ist – zur ständigen Orientierung in seiner Handbibliothek zur Behandlung akuter Notfälle einordnen. In diesem Sinne wünsche ich dieser Monographie die verdiente weite Verbreitung.

Hans Gotthard Lasch

Vorwort

Eine einheitliche Darstellung der Lungenembolie, die eine reichhaltige Facette von klinischen Erscheinungen hervorrufen kann, erscheint aus verschiedenen Gründen gerechtfertigt. Als Zweiterkrankung bzw. Komplikation bei Patienten nach operativen Eingriffen, Traumen oder Entbindungen bzw. nach längerer Bettlägerigkeit auftretend, beanspruchen ihre Diagnostik und Therapie das Interesse der Ärzte nahezu aller Disziplinen. Da manche andere Komplikation beherrschbar geworden ist, tritt die Lungenembolie als gefährliches und den Erfolg ärztlicher Bemühungen häufig jäh zunichte machendes Ereignis stärker hervor. In den letzten Jahren entwickelte und inzwischen bewährte Verfahren zur Diagnostik, Therapie und Prophylaxe lassen eine zusammenfassende, abwägende Darstellung unter kritischer Würdigung des internationalen Schrifttums notwendig erscheinen. Nicht jede durch Lungenembolie hervorgerufene oder mit Verdacht hierauf einhergehende klinische Situation erfordert und rechtfertigt die gleichen diagnostischen und therapeutischen Maßnahmen. Richtlinien für situationsbezogene ärztliche Entscheidungen aufzuzeigen, stellt das Hauptanliegen dieses Büchleins dar. Dabei bemühten wir uns, altes Erfahrungsgut mit neuen Erkenntnissen zu verschmelzen. Die Weiterentwicklung neuer Techniken mag in Zukunft die Akzente verlagern. Da die Lungenembolie keineswegs ein in jeder Hinsicht gelöstes Problem darstellt, ist dies sogar wünschenswert.

Daß auch die chirurgischen und radiologischen Aspekte von Internisten dargestellt werden, mag auf den ersten Blick befremdlich erscheinen. Sowohl Ursachen als auch Folgen einer Lungenembolie stellen im wesentlichen Probleme der Gefäße und besonders ihres Inhalts, des Kreislaufs und des Herzens dar. Daher ist zur umfassenden Beschäftigung mit diesen Problemen in erster Linie der Angiologe aufgerufen. Die relativ junge Disziplin der Angiologie verschmilzt Erfahrungen der Inneren Medizin, Chirurgie und Radiologie zu einer neuen Einheit. Ihr Vertreter läßt zwar stets seine Herkunft aus einer dieser 3 Wurzeln erkennen, muß aber auch die Möglichkeiten und Grenzen der jeweils anderen beiden Wurzeln der Angiologie kennen, wenngleich er ihre technischen Methoden nicht selbst beherrscht. Insofern stellt die Lungenembolie ein Musterbeispiel eines angiologischen Krankheitsbildes dar.

Dank gebührt allen Mitarbeitern unserer jetzigen und früheren Wirkungsstätte, besonders auch den Kollegen der Chirurgischen und Radiologischen Abteilung des Krankenhauses Bruchsal, für ihre stete Kooperationsbereitschaft, die es uns ermöglichte, die diesem Büchlein zugrundeliegenden Erfahrungen zu sammeln. Dem Springer-Verlag, besonders Herrn Lewerich, sei für seine wertvollen Anregungen und sein bereitwilliges Entgegenkommen bei der Verwirklichung bestens gedankt.

F. Heinrich

K. Klink

Inhaltsverzeichnis

1 Definition

Unter Lungenembolie im weitesten Sinne des Wortes ist eine Verlegung der Lungenarterien durch im Venensystem oder im rechten Herzen gebildetes oder in diese Teile des Kreislaufs gelangtes Material zu verstehen; als solches kommen außer Thromben die folgenden in Frage: Fett, Knochenmark, Fruchtwasser, Tumorzellen, Luft, Parasiten, Teile ärztlicherseits eingeführter Fremdkörper (Venen- bzw. Herzkatheter, Schrittmachersonden), in seltenen Fällen auch Projektile.

Im engeren Sinne ist mit „Lungenembolie" nur die Thromboembolie in die Lungenarterien gemeint – und nur von ihr soll im folgenden die Rede sein. Die größte Bedeutung kommt hierbei der akuten und subakuten Verlaufsform zu, auf die sich die weiteren Ausführungen konzentrieren; der chronisch-rezidivierende Verlauf, so sehr er auch aus kardiologischer Sicht interessiert, kann nur gestreift werden.

Für den betroffenen Patienten kann eine Lungenembolie ganz unterschiedliche Bedeutung aufweisen. Die Skala reicht von harmloser, subjektiv nicht bemerkbarer, für sich allein folgenloser, kleiner Embolie bis zum fulminanten, einen sonst gesunden Menschen innerhalb von Sekunden zu Tode bringenden Ereignis. Sie kann alleinige Todesursache sein („tödliche Embolie") oder aber nur einen Faktor darstellen, der im Zusammenwirken mit anderen den Tod herbeiführt („kontributive Embolie"). Nicht selten erlöst sie einen vom Tode Gezeichneten von seinem Leiden zu einem früheren Zeitpunkt, als es das Grundleiden getan hätte, und ist dann gewissermaßen als „erwünschte Embolie" zu bezeichnen.

2 Ätiologie

Das zu Lungenembolien führende thrombotische Material entspringt hauptsächlich dem Quellgebiet der unteren Hohlvene. Nur in etwa 10–15% stammen Lungenemboli von Thromben aus dem Einzugsgebiet der oberen Hohlvene oder aus dem rechten Herzen. Die Ätiologie der Lungenembolie ist somit eng gekoppelt an die Ätiologie der Phlebothrombose, insbesondere die der unteren Extremitäten und des Beckenvenengeflechts. In diesem Zusammenhang gilt unverändert die bereits 1856 von Virchow beschriebene *Trias thrombosefördernder Elemente:* Stase, Venenwandläsion und Änderung des Gerinnungsstatus. Diese Trias wiederum läßt sich in Einzelfaktoren gliedern, die in Tabelle 1 zusammengefaßt sind.

Die lange Liste der Risikofaktoren für die Entwicklung von Thrombosen und Lungenembolien wird von folgenden klinischen Befunden angeführt: Herzinsuffizienz, bestimmte maligne Tumoren, Übergewicht, akute Paresen sowie akzidentelle und operative Traumata (Coon 1976). Die oberflächliche Phlebitis stellt per se keine Quelle für Lungenembolien dar, sondern erst auf dem Umweg über eine sekundäre tiefe Venenthrombose.

Als zusätzliche, *seltenere Ursachen für Lungenembolien* sind anzuführen: Anomalien der tiefen Beinvenen, z. B. Varixaneurysmata oder venöse Angiome (Federman et al. 1977), Geschwulstzellembolien (Ladurner 1973) sowie Lungeninfarkte nach Swan-Ganz-Verweilkathetern zur Langzeitbeobachtung der pulmonal-arteriellen Hämodynamik (Reinke et al. 1975). Bei Säuglingen können in seltenen Fällen Umbilikalvenenkatheter Ausgangspunkt einer tödlichen Lungenembolie sein (Jones u. Sabiston 1966).

Schließlich finden sich Mitteilungen über *„idiopathische" Lungenembolien* bei Patienten, die keinerlei prädisponierende Faktoren auf-

Tabelle 1. Thrombosefördernde Faktoren

A. Stase

a) Systemisch bedingt:
– Immobilisation (sitzende Tätigkeit, Bettlägerigkeit, Frakturen, Gips-
  verbände, Plegien)
– Übergewicht
– Schwangerschaft, Wochenbett
– chronische Herzinsuffizienz
– chronische Lungenerkrankung

b) Lokal bedingt:
– Varizen
– postthrombotisches Syndrom
– Kompression (Lymphome, Hämatome, abdominelle Tumoren, neuro-
  vaskuläres Schultergürtelsyndrom)

B. Venenwandläsionen
– Trauma (operativ oder akzidentell)
– Hypoxie (Azidose)
– Endotoxine
– Phlebitis
– degenerative Veränderungen (Diabetes mellitus)
– Phlebosklerose

C. Änderungen des Gerinnungsstatus

a) Erhöhung präkoagulatorischer Faktoren:
– Thromboplastineinschwemmung (nach operativen Eingriffen, bei meta-
  stasierenden Tumoren, insbesondere Pankreas, Kolon, Magen, Uroge-
  nitaltrakt, Lunge, nach Verbrennung)
– Thrombozytose (nach Milzexstirpation, bei Polyzythaemia vera)
– Hyperfibrinogenämie (metastasierende Tumoren, Infekte)

b) Erniedrigung inhibitorischer Faktoren:
– Fibrinolysehemmung (Diabetes mellitus, Fettstoffwechselstörungen,
  Kortikoidtherapie, Antikonzeptiva)
– Antithrombin-III-Mangel (angeboren, erworben bei Leberinsuffizienz
  und Pankreatitis)

c) Hyperviskosität:
– Hämatokriterhöhung (Exsikkose, Polyglobulie, diuretische Therapie)
– Paraproteinämie
– Dysproteinämie
– Kryoglobulinämie

weisen (Loehry 1966). Diesen Beobachtungen muß einschränkend entgegengehalten werden, daß bei fast 50–60% aller tiefen Venenthrombosen klinische Symptome oder Hinweiszeichen fehlen (Sasahara 1974). So sind Lungenembolien nicht selten erstes Manifestationszeichen einer tiefen Bein- oder Beckenvenenthrombose, deren späterer Nachweis bei vollständiger Ablösung des Thrombus mißlingen kann.

Ob und wodurch venöse Thromben abgeschwemmt werden und eine Lungenembolie erzeugen, hängt von verschiedenen Umständen ab. Bedeutungsvoll ist der Sitz der Thromben. Femoropopliteale Thromben prädisponieren zur Emboliebildung, tiefe krurale dagegen seltener. Als Mechanismen der Thrombusablösung werden diskutiert: mechanische Momente (direkte Traumata, Muskeltätigkeit und plötzliche Erhöhung des venösen Stromvolumens) sowie spontane Fragmentierung durch natürliche Thrombolyse (Browse 1970).

Zwei *ätiologisch mehrschichtige Faktoren* bedürfen gesonderter Betrachtung: das *Geschlecht* und das *Alter*. Die Geschlechtsverteilung bei Lungenembolie wird unterschiedlich beschrieben. Eine Reihe von Autoren sieht beide Geschlechter gleich häufig betroffen, andere Untersucher wiederum finden eine höhere Embolierate bei Frauen. Unterstellt man die Richtigkeit der letzteren Annahme, bleibt weiterhin offen, ob sich die Geschlechtsdifferenz mit steigendem Lebensalter verringert (Fleming u. Bailey 1966) oder erhöht (Vollmar u. Rüdiger 1972). In den jüngeren Altersgruppen können Schwangerschaft, Wochenbett und Medikation von Antikonzeptiva prädisponierend wirken, in den höheren Altersgruppen Varikosis, postthrombotische Syndrome und auch statische Momente. Möglicherweise verringert sich die Inzidenz tödlicher Lungenembolien bei Frauen in gebärfähigem Alter durch die Reduzierung des Östrogenanteils in den Antikonzeptiva (Sartwell 1976).

Der Risikofaktor Alter ist unumstritten: Mit steigendem Alter nimmt die Lungenemboliefrequenz zu. Obwohl ein Teil des Alterseffektes auf der Altersverteilung anderer Erkrankungen mit erhöhtem Thromboserisiko beruht (Herzinsuffizienz, maligne Tumoren, Schenkelhalsbrüche), mögen bereits anatomische und pathophysiologische Altersveränderungen allein einen unabhängigen Krankheitseinfluß ausüben, z. B. anatomische Venenveränderungen und ein herabgesetzter Venendurchfluß (Coon 1976).

Weiterhin steigt die Emboliefrequenz mit zunehmendem Alter nicht
parallel zur Thrombosefrequenz an, sondern erheblich darüber hinaus (Beneke u. Rakow 1973). Mit zunehmendem Alter werden
Thromben also vermehrt mobilisiert, offenbar infolge verlangsamter
bindegewebiger Thrombusorganisation.
Die kontinuierliche Zunahme von Lungenembolien mit steigendem
Lebensalter gilt vor allem für die massiven Embolien mit Lokalisation in den Hauptästen der A. pulmonalis. Dagegen finden sich die
meisten Embolien in den mittleren Pulmonalarterienästen schon in
der Altersgruppe zwischen dem 61. und 70. Lebensjahr und in den
kleineren Ästen sogar schon zwischen dem 51. und 60. Lebensjahr
(Towbin 1954).

3 Häufigkeit

3.1 Obduktionsgut

Die im Obduktionsgut erfaßte Häufigkeit venöser Thrombosen und Lungenembolien ist in den zurückliegenden Jahrzehnten ständig angestiegen. Repräsentativ hierfür ist eine Statistik des Wiener Pathologisch-Anatomischen Institutes, wonach sich die Frequenz fulminant-tödlicher Lungenembolien zwischen 1900 und 1974 von 1% auf 8% erhöhte (Schwarz et al. 1976). Die Frequenz von Lungenembolien bei unselektionierten Erwachsenensektionen wird derzeit wohl am ehesten in der Größenordnung von 20% liegen, nach Vollmar (1972) beträgt sie 15,4%, nach Schwarz (1976) 23,6%, andere Literaturangaben zeigen Schwankungen zwischen 9,8% (Haltrich 1960) und 35,4% (Freiman 1969). In knapp der Hälfte der Fälle wird die Lungenembolie als unmittelbare Todesursache angesehen, womit der Anteil fulminant-tödlicher Lungenembolien im allgemeinen Obduktionsgut in Anlehnung an das obige Zitat von Schwarz (1976) derzeit etwa 8% beträgt. Betrachtet man akute, autoptisch kontrollierte Todesfälle isoliert, so erhöht sich der Anteil tödlicher Lungenembolien auf 15% (Dalen 1969) bis 18,5% (Mühe 1974).

Angaben über das Vorkommen venöser Thrombosen schwanken beträchtlich. In neueren Sektionsstatistiken werden sie mit 30–60% beziffert (Literatur bei Schwarz 1976).

Schwarz et al. (1976) stellten eine geringere Inzidenz zwischen Lungenembolie und Beckenvenenthrombose fest als zwischen Lungenembolie und Beinvenenthrombose (31% gegenüber 55%). Bei fulminant-tödlichen Lungenembolien unterschied sich die Inzidenz mit den beiden Thrombosegruppen noch deutlicher (11% gegenüber 40%).

Vollmar und Rüdiger (1972) fanden bei 2595 Sektionsfällen mit Lungenembolie nur in knapp 60% eine Thrombose im venösen Kreislauf, die Venen der oberen Extremitäten und das rechte Herz mit eingeschlossen. Man darf daraus folgern, daß die Mobilisation der zu Lungenembolie führenden Thromben in manchen Fällen komplett ist und am Ausgangsort keine makroskopischen Reste hinterläßt. Die unterschiedliche Inzidenz autoptisch nachgewiesener Lungenembolien mit Thrombosen verschiedener Lokalisation könnte demnach

1. auf unterschiedlicher Häufigkeit der Thrombusmobilisierung und
2. auf unterschiedlicher Vollständigkeit der Thrombusablösung in den einzelnen venösen Gefäßabschnitten beruhen.

Zwischen pathologisch-anatomisch gesicherter Lungenembolie und den vorangegangenen klinischen Diagnosen besteht eine beachtliche Inkongruenz, nur in 20–30% wird die Diagnose bereits klinisch richtig gestellt. Nach Jansen et al. (1972) steht die Lungenembolie mit 70% der „Fehldiagnosen" an der Spitze der klinisch nicht diagnostizierten Erkrankungen. Nach Modan (1972) wird die Lungenembolie klinisch in weniger als 50% der Fälle vermutet, in denen sie dann bei der Autopsie gefunden wird. In der Aufstellung von Vollmar und Rüdiger (1972) wurden nur 19% der Lungenembolien klinisch erkannt; bei den tödlichen Lungenembolien lag der Prozentsatz mit 31% deutlich höher. Nach Mayer (1967) werden 67% aller tödlichen Lungenembolien nicht diagnostiziert, wiederum 38% der klinisch angenommenen Lungenembolien bei der Obduktion nicht nachgewiesen. Auch nach Drexler et al. (1979) wurde in 58% des klinisch geäußerten Lungenembolieverdachts kein entsprechendes pathologisch-anatomisches Substrat gefunden.

Für die venöse Thrombose ergibt sich eine noch stärkere Divergenz zwischen Autopsiebefund und klinischer Diagnose. Nach May (1969) wird bei obduzierten Lungenembolien nur in 10,6% die verursachende Phlebothrombose klinisch angegeben. Bei Vollmar und Rüdiger (1972) wurden in den Fällen nachgewiesener Lungenembolie die venösen Thromben nur in rund 8% klinisch erkannt oder zumindest in Erwägung gezogen.

3.2 Klinisches Krankengut

Die im vorangegangenen Abschnitt zitierten Obduktionsstatistiken verdeutlichen die Unsicherheit, mit der die Diagnose Lungenembolie und Phlebothrombose aus der klinischen Symptomatik allein abzuleiten ist. Diese Unsicherheit erschwert alle Angaben über Pulmonalembolie- und Phlebothrombosehäufigkeit im klinischen Krankengut. Auf der Grundlage vorwiegend klinischer Untersuchungsbefunde und in Abhängigkeit von der Zusammensetzung des stationären Krankengutes wurde mit einer Thrombosehäufigkeit bis zu 5%, einer Emboliehäufigkeit von etwa 1–2% und einer Emboliesterblichkeit von 0,1–1% gerechnet (Heinrich 1957, Schlosser 1977, Hume 1970).

Mit erweiterten diagnostischen Mitteln, z. B. dem Radiofibrinogentest für die Phlebothrombose und der Lungenperfusionsszintigraphie für die Lungenembolie, kommen jetzt subtilere und wiederholt anwendbare Untersuchungsverfahren zum Einsatz, die auf eine wesentlich höhere Inzidenz der beiden Krankheitsbilder hinweisen. Wenn auch ein Teil der mit diesen Untersuchungstechniken erkannten Befunde subjektiv symptomfrei abläuft, so leitet sich ihre Bedeutung doch aus der hohen Zahl autoptisch gesicherter Embolien ab, die klinisch verkannt werden.

Phlebothrombosen werden bei chronischen internistischen Krankheitsfällen mittels Radiofibrinogentest in 30% festgestellt (Kakkar 1976). Mit der gleichen Technik finden sich bei Patienten mit Myokardinfarkt Thrombosen in 17–34% und bei Patienten im Schock in rund 65% (Literaturübersicht bei Nicolaides 1975 und Popov-Cenić 1976). Bei 41 Patienten mit zerebro-vaskulärem Insult wurden in 56% Thrombosen ermittelt, davon etwa $^2/_3$ bereits in den ersten 5 Beobachtungstagen (Heinrich 1980, Czechanowski 1979).

Umfangreichere Untersuchungen liegen über die Thromboemboliehäufigkeit in operativen Fächern vor. Nach einer Literaturübersicht bei Schlosser (1977) tritt eine tödliche Lungenembolie bei 0,2–0,5% aller stationär und operativ behandelten Patienten auf. Zu ähnlichen Ergebnissen gelangen Hume (1970), Linder (1967) und Rating (1968). Bei älteren chirurgisch behandelten Patienten ist das Risiko einer tödlichen Lungenembolie höher. Sagar (1975) beobachtete 8 tödliche Embolien bei 236 Patienten im Alter über 50 Jahren

(3,4%). Die Altersgruppe über 50 war zu 97% an allen Todesfällen mit postoperativer Lungenembolie beteiligt. Auch spezielle chirurgische Eingriffe prädisponieren zu Lungenembolien, so z. B. die Hüftgelenksoperationen. Die Letalität an Lungenembolien beträgt in diesem Krankengut 1–2% (Harris et al. 1972) gegenüber 0,2–0,5% in der Allgemeinchirurgie.

Die Frequenz nicht tödlicher Embolien in operativen Fächern wurde in Literaturübersichten, die auf konventioneller Diagnostik basierten, mit 1–5% angegeben (Zekert 1975). Die Lungenperfusionsszintigraphie ist jedoch besonders bei diesen Patientengruppen systematisch zur Anwendung gekommen und hat eine deutlich höhere Emboliefrequenz ergeben (Tabelle 2).

Diese hohen Frequenzen erklären sich dadurch, daß auch klinisch meist stumme und reversible Perfusionsdefekte als Embolien gewertet wurden (Buttermann 1977). Browse (1976) fand in einer kontrollierten Studie an einem allgemeinchirurgischen Krankengut mit der Szintigraphie ebenfalls eine hohe Lungenemboliehäufigkeit von 24% und mit dem Radiofibrinogentest eine Thrombosehäufigkeit von 34%.

Der große Einfluß des Lebensalters auf das postoperative Thromboserisiko wurde insbesondere von Nicolaides (1977) demonstriert (z. B. 40% bei 60jährigen gegenüber rund 12% bei 40jährigen Patienten). Nach Buttermann (1977) ist die Spanne des postoperativen Thromboserisikos innerhalb einer Altersgruppe in Abhängigkeit von zusätzlichen Risikofaktoren sehr weit gefächert. Das „Gewicht" präoperativ erfaßbarer Risikofaktoren für die Entstehung einer post-

Tabelle 2. Häufigkeit von Venenthrombosen und Lungenembolien (%) in einem operativ behandelten Krankengut ohne medikamentöse Thromboseprophylaxe. (Nach Buttermann et al. 1977)

Methode	Venenthrombose Radiofibrinogen- test	Lungenembolie Perfusions- szintigramm	Emboliefrequenz bei Venenthrombose
Chirurgie	36	23,4	64
Gynäkologie	29,3	12	41
Urologie	26	10	38,5

operativen Phlebothrombose kann einigermaßen geschätzt und aus der Summe der Faktoren ein individuelles Risiko errechnet werden. Intraoperative Risikofaktoren sind vor allem lange Narkosedauer, hoher Traumatisierungsgrad und größere Transfusionsmengen. Im Krankengut der Chirurgischen Universitätsklinik Frankfurt/M. fand Heinrich (1957) die höchste thromboembolische Komplikationsrate nach Gastrektomien (in 21%), es folgten große Lungenoperationen mit 13%, Oberschenkel- und Unterschenkelamputationen mit 10%, Splenektomien mit 9% sowie Kolon- und Rektumoperationen mit 9%. Die Bedeutung der Größe der Operation läßt sich auch an der Thrombosekomplikation bei Hysterektomien ablesen, sie beträgt bei der vaginalen Hysterektomie 7%, bei der abdominalen 12% und bei der Wertheim-Operation 25% (Bonnar 1975). Zwei Drittel der postoperativ entstandenen Thrombosen sind bereits innerhalb 24 h nachweisbar (Buttermann 1977). Barth und Bräutigam (1979) zufolge sind Lungenembolien und Herzinfarkte die häufigsten Todesursachen in Narkose.

4 Pathologische Anatomie

Embolisiert thrombotisches Material in die Lungenarterien, so wird sein anatomisches Bild von dem Zeitabstand nach der Embolisation geprägt, aber auch von der Zeitspanne, in der der Embolus vorher als Thrombus bestanden hat. Frische Thromboembolien liegen locker der Gefäßwand an, werden besonders an den Gefäßaufteilungen gefunden und sind in der Regel durch eine rot-graue geriffelte Oberfläche gekennzeichnet (Könn u. Schejbal 1978). Gemäß ihrer Herkunft aus dem Quellgebiet der unteren Hohlvene handelt es sich um Gerinnungsthromben. Histologisch zeigen sich mehr oder weniger geschichtete Blutpfröpfe (Könn u. Schejbal 1978).

Angiographische Studien haben ergeben, daß die Perfusion durch anfänglich verlegte Lungenarterien in den ersten Tagen nach Lungenembolie relativ rasch wiederzukehren pflegt, dann in den nächsten Wochen aber langsamer zunimmt. Wie experimentell belegt wurde, kann die Rekanalisierung eintreten durch Lyse, Fortbewegung in die Peripherie und Fragmentierung der Thromben (Austin 1975).

Ältere Lungenembolien sind fest mit der Gefäßwand verbunden. Kapillarführendes Granulationsgewebe aus der Gefäßwand sproßt in die Thromben ein und durchsetzt sie schließlich ganz. Als Reste vernarbter Emboli entstehen faserig-fibröse Intimanarben. Die Zeitspanne vom Beginn einer Embolie bis zu ihrer Vernarbung schwankt zwischen 1 und 2,5 Mon. (Könn u. Schejbal 1978).

Einrisse der Lungenarterienwand sind wahrscheinlich eine übliche Folge von Lungenembolien und verursachen ihrerseits kleine Aneurysmata (Sevitt 1976). Diese bleiben in der Regel wohl ohne klinische Auswirkung, doch wurde im Einzelfall auch ein kugelförmiges Aneurysma von 12 cm Durchmesser beschrieben, das zum Tode führte (Thompson u. Gerstl 1946).

Der Ausdehnung nach unterscheidet man die kleine Lungenembolie, die submassive, die massive und die fulminant-tödliche Lungenembolie. Bei der kleinen und der submassiven Lungenembolie sind weniger als 50% der pulmonalen Strombahn verschlossen, bei der massiven mehr als 50% und bei der fulminant-tödlichen sogar mehr als 66% des Gefäßquerschnittes verlegt. Anatomisch bedeutet dies bei einer massiven Embolie signifikante Füllungsdefekte in wenigsten 2 oder mehr Lappenarterien (Bell 1977, Sasahara 1975). Als fulminant-tödliche Lungenembolie wird gewertet:

1. eine massive Obturation des Conus pulmonalis und/oder des Truncus und/oder beider Hauptäste der A. pulmonalis,
2. die Blockierung eines Hauptastes auf der einen und großer Äste auf der Gegenseite und
3. die Verlegung mehrerer großer Äste in beiden Lungen (Schwarz 1976).

Von der Lokalisation her bevorzugen Lungenembolien die Gefäße der Unterlappen und hier wiederum die rechte Seite (Heinrich 1957). Hierbei könnten anatomische Gründe eine Rolle spielen (Jeuther 1947), da der Ramus dexter der A. pulmonalis die unmittelbare Fortsetzung des Hauptstammes darstellt. Andererseits werden hämodynamische Ursachen angeführt. So würden nach Löffler (1950) Emboli stets „auf die Seite des höheren negativen Druckes" verschleppt.

In 45–55% der Lungenembolien entstehen hämorrhagische Lungeninfarkte. Die Hämorrhagien entwickeln sich erst 12–24 h nach Auftreten der Lungenembolie (Könn u. Schejbal). Hämorrhagische Infarkte, die sich später ohne Entwicklung von Nekrosen lösen, werden als inkomplette Infarkte bezeichnet. Bilden sich Nekrosen, so spricht man von kompletten Infarkten. Smith (1964) schätzte, daß nur etwa 10% aller thromboembolischen Episoden einen kompletten Infarkt erzeugen. Wahrscheinlich ist diese Zahl z. Z. kleiner als 10% (Heitzman 1972).

Trotz eingetretener Lungenembolie ist die Gefäßversorgung des distal gelegenen Lungengewebes vielfach ausreichend, so daß die Entstehung eines Lungeninfarktes ausbleibt. Die Versorgung erfolgt in diesen Fällen über präformierte, präkapilläre bronchopulmonale Anastomosen, durch deren Eröffnung das bronchopulmonale Durchflußvolumen erheblich (bis zum 20- und 40fachen) gesteigert werden kann (Aviado 1965), womit sich eine suffiziente Ausgleichsversorgung der vom Pulmonalarterienkreislauf abgeschnittenen Lungeneinheiten einstellt.

Vermehrt ausgebaute Bronchialarterien als Folge vorbestehender chronischer Lungenerkrankung begünstigen nach angiographischen Befunden an Leichenlungen die Ausgleichsversorgung nach Lungenembolie (Bordt et al. 1977). Dagegen lösen kardial oder pulmonal bedingte Behinderungen des Abstromes des Blutes aus der Lunge, die eine Druckerhöhung im venösen Schenkel verursachen, einen hämorrhagischen Lungeninfarkt aus (Lapp 1951). Die embolisierten Bezirke werden über die anoxämisch geschädigten Kapillaren hämorrhagisch imbibiert. Auch für das weitere Schicksal des hämorrhagischen Bezirkes ist das gleichzeitige Vorliegen von Herzleiden von Bedeutung: Röntgenologische Verlaufskontrollen zeigen, daß sich Infiltrate bei Lungeninfarktpatienten ohne Herzleiden mit höherer Wahrscheinlichkeit auflösen als bei Vorhandensein von Herzfehlern (Dalen et al. 1977).

Von großer Bedeutung für die Entwicklung von Lungeninfarkten ist weiterhin die Größe und insbesondere der Sitz des embolischen Lungenarterienverschlusses. Bei massiven Embolien bzw. Verschluß von zentralen Pulmonalarterien sind Lungeninfarkte ungewöhnlich, wie bereits Virchow (1856) experimentell nachweisen konnte, häufig dagegen bei Verschluß distaler Pulmonalarterienäste bzw. bei submassiven Embolien (Dalen et al. 1977). Offenbar ist bei Verschluß kleinerer Segmente das Volumen des bronchial-arteriellen Zuflusses unter Systemdruck höher, als die kleinen Segmente des Pulmonalarterienbaumes aufnehmen können. Dieser hohe Zustrom mag das alveoläre Extravasat und die pulmonale Hämorrhagie erzeugen (Dalen 1977).

In der früheren Literatur wurde der Infarktschatten gewöhnlich als konisch oder keilförmig beschrieben, wobei die Basis des Konus gegen die Pleurawand, die Spitze hiluswärts gerichtet war. Diese Konfiguration entsteht, wenn alle Lobuli distal des Thromboembolus hämorrhagisch bzw. nekrotisch werden. Hampton und Castleman (1940) zeigten, daß wirklich konische Infarkte selten sind. Sie wiesen auf konische und keilförmige Infarkte hin, deren hiluswärts gerichtete Spitze „amputiert" bzw. abgestumpft ist, wodurch eine konvexe oder leicht abgerundete zentrale Abgrenzung entsteht. Diese Konfigurationen kommen zustande, wenn die Spitze der thromboembolischen Zone durch kollaterale Zirkulation über Bronchialarterien lufthaltig bleibt.

Obwohl die keilförmigen Verdichtungen jedweder Morphologie im positiven Falle eine bedeutende Beweiskraft für einen Lungeninfarkt haben (Fraser u. Pare 1970), ist ihr Auftreten nicht häufig (Heitzman 1972). Vielmehr können Infarkte jede beliebige Gestalt annehmen. Ursachen für den zufälligen Charakter der jeweiligen Infarktmorphologie sind die unterschiedliche Anatomie und Organisation der einzelnen Lungenlobuli und -subsegmente sowie der unterschiedliche Grad der kollateralen Zirkulation über das Bronchialarteriensystem im embolisierten Bezirk. In manchen Fällen werden nur die weiter peripher gelegenen Lobuli infarziert, während die dem Embolus nächstgelegenen lufthaltig bleiben. Ausnahmsweise können lufthaltig gebliebene Lobuli inmitten infarzierter Bezirke Röntgenbefunde von Kavernenbildung vortäuschen. Neben der „Simulation" sind auch echte Infarktkavernen nach Infarktpneumonie möglich.

Bei Embolien aus bakteriell infizierten Venenthromben oder infiziertem Klappenmaterial aus dem rechten Herzen können sich multiple abszedierende Lungeninfarkte entwickeln. Multiple kleine Lungenembolien, die zu disseminierten hämorrhagischen Herden führen, können zeitweilig Karzinommetastasen ähneln (Könn u. Schejbal 1978).

Die Größe der Infarkte schwankt von kaum wahrnehmbar bis 10 cm Durchmesser, üblicherweise beträgt sie 3–5 cm (Jacoby 1976). Es werden aber auch Fälle von lobärer oder nahezu lobärer Infarzierung beobachtet (Jacoby 1976, Talbot 1973).

Begleitende Pleurabefunde sind abhängig vom Charakter des zugrundeliegenden Lungeninfarktes. Bei hämorrhagischen Lungeninfarkten finden sich fibrinöse Infarktpleuritiden und teils hämorrhagische Pleuraergüsse. Bei Infarktnekrosen entstehen fibrinös-eitrige Begleitpleuritiden. Sequestrieren Infarktnekrosen in die Pleurahöhlen oder durchbrechen abszedierte Nekrosen die Pleura, so entsteht ein Pyopneumothorax (Giese 1974).

5 Pathophysiologie

5.1 Grundlagen

Die pathophysiologischen Auswirkungen einer Lungenembolie beruhen in erster Linie auf der mehr oder weniger starken Einengung der pulmonalen Strombahn durch einen oder mehrere Emboli. Da ein in das rechte Herz geschwemmter Thrombus dort für den Ablauf von einigen Herzaktionen verweilen und dabei fragmentiert werden kann, ist auch von Einzelthromben her eine multilokuläre pulmonale Gefäßobstruktion möglich.

Die Verlegung der Lungenstrombahn führt bei genügend starker Ausprägung zu einer Erhöhung des pulmonal-arteriellen Gefäßwiderstandes und des pulmonal-arteriellen Druckes. Der akut auftretenden pulmonal-arteriellen Hypertonie kann eine akute Dilatation und ein Versagen des rechten Ventrikels folgen. Bei Kranken ohne kardiale oder pulmonale Vorschädigung besteht eine lineare Korrelation zwischen pulmonaler Hypertension und Erhöhung des zentralvenösen Druckes (ZVD).

Liegt präembolisch eine kardiale oder pulmonale Schädigung vor, so geht die Korrelation zwischen embolischem Okklusionsgrad und dem pulmonal-arteriellen Mitteldruck sowie dem ZVD verloren. Die Druckwerte in den Pulmonalarterien und den zentralen Venen liegen dann ungeordnet und z. T. erheblich über dem Bereich, der allein vom Embolisierungsgrad her zu erwarten wäre. Somit ist die Toleranz gegenüber Auswirkungen von Lungenembolien bei Herz- und Lungenkranken vermindert.

Die pulmonal-arterielle Okklusion führt zu einer Verminderung des Herzzeitvolumens, des *cardiac index* und zu einem Abfall des Blutdruckes im großen Kreislauf. Wiederum besteht eine Korrelation

zwischen initialem Angiographie-score (s. Abschnitt 6.2.8) als Maß
der pulmonal-arteriellen Verlegung und dem initialen Abfall des systolischen Systemblutdruckes. Das Low-output-Syndrom gipfelt in
einem kardiovaskulären Schock.

Ob bei der Lungenembolie die mechanische Einengung der Lungenstrombahn von einer funktionellen, vasokonstriktiven Komponente
begleitet wird, ist nicht sicher entschieden. Tierexperimentell sind
durch Freisetzung humoral wirksamer Substanzen aus Thrombozyten
vasokonstriktive und bronchokonstriktive Effekte zu erzielen, wobei
die letzteren wiederum drucksteigernd im arteriellen Lungengefäßsy-
stem wirken. In der menschlichen Pathologie ist dieser Vorgang
wahrscheinlich von geringerer Bedeutung, wobei jedoch eine Vasokonstriktion vor allem bei kleinen Gerinnseln zu erwarten ist, die zu
Arteriolen- und Kapillarverschlüssen führen.

Die Gefäßobstruktion der Lungenembolie bewirkt ferner Störungen
des pulmonalen Gasaustausches. Dabei entstehen Verteilungsstörungen zwischen Perfusion und Beatmung mit einem zirkulatorischen
und einem ventilatorischen Anteil. Die zirkulatorische Verteilungsstörung beruht darauf, daß das gesamte pulmonale Stromvolumen an
den obstruierten Abschnitten vorbei in die offen gebliebenen Gefäße
geleitet wird, in denen die Kontaktzeit mit den angrenzenden, relativ
unterbelüfteten Alveolen – gemessen an normalen Verhältnissen –
zu kurz ist. Es entsteht ein funktioneller Kurzschluß im Sinne eines
Rechts-links-Shunts. Die ventilatorische Verteilungsstörung entwik-
kelt sich gleichzeitig in denjenigen belüfteten Alveolarbezirken, die
Kontakt mit nicht perfundierten oder minderperfundierten Gefäßen
haben. Dort vergrößert sich der funktionelle (Parallel-) Totraum.

Zirkulatorische und ventilatorische Verteilungsstörung bewirken
gleichermaßen eine Vergrößerung des alveolar-arteriellen O_2-Druck-
gradienten und damit eine arterielle Hypoxämie. Diese steht in eindeutiger Korrelation zum embolischen Okklusionsgrad. Zusätzlich
bewirkt die zirkulatorische Verteilungsstörung eine Vergrößerung
des arteriell-alveolären CO_2-Druckgradienten. Allerdings entwikkeln sich daraus kaum je eine arterielle Hyperkapnie, vielmehr sogar
häufig eine arterielle Hypokapnie, da das CO_2-Diffusionsvermögen
der am Gasaustausch noch teilnehmenden Alveolarbezirke für eine
genügende CO_2-Ausscheidung ausreicht und sich zusätzlich häufig
eine Hyperventilation bei Lungenembolie entwickelt.

Neben der arteriellen Hypoxämie ist häufig auch ein Absinken der mischvenösen O_2-Sättigung zu bemerken, die durch vermehrte O_2-Ausschöpfung in der Körperperipherie infolge des verminderten Herzzeitvolumens zustande kommt.

Durch Druckanstieg im rechten Herzen und Druckabfall in der Aorta entsteht ein verminderter aorto-koronarvenöser Druckgradient, der die koronare Durchblutungsgröße reduziert. Die gleichzeitige arterielle Hypoxämie trägt zu einem mangelhaften koronaren Sauerstoffangebot bei, das insbesondere bei vorbestehenden koronaren Gefäßveränderungen Bedeutung erlangt. Somit kann sich aus einer Lungenembolie auch eine Linksherzinsuffizienz mit pulmonalvenöser Hypertension und letztlich auch ein Lungenödem entwikkeln.

Tatsächlich wird auch klinisch mitunter die Entstehung eines Lungenödems bei Lungenembolie realisiert. Als wichtige Teilursachen kommen hierfür in Betracht:

1. die soeben beschriebene pulmonal-venöse Hypertension bei koronarer Minderperfusion des linken Ventrikels,
2. eine gesteigerte Kapillarpermeabilität infolge vasoaktiver, aus Gerinnseln stammender Substanzen,
3. eine Übertragung erhöhter pulmonal-arterieller Drucke auf nicht okkludierte Teile des Pulmonalkapillarbetts und
4. Veränderungen der alveolären Oberflächenspannung infolge des gestörten Metabolismus des Lungengewebes im embolisierten Bezirk.

Die Eröffnung bronchopulmonaler Anastomosen im postembolisierten Bezirk (s. Abschnitt 4) führt über einen Links-rechts-Shunt ebenfalls zu einer vermehrten Linksherzbelastung. Demgegenüber existieren emboliebedingte, „pulmokoronare" Reflexe mit unmittelbarer reflektorischer Beeinträchtigung der Koronardurchblutung offenbar nicht.

Die dargelegten pathophysiologischen Auswirkungen von Lungenembolien betreffen vor allem die Akutphase der Erkrankung. Aber auch Jahre nach überstandener Lungenembolie können hämodynamische Folgeerscheinungen, insbesondere in Form einer pulmonal-arteriellen Belastungshypertonie nachgewiesen werden.

5.2 Ergebnisse

Korrelationen zwischen emboliebedingter pulmonaler Gefäßobstruktion und hämodynamischen sowie blutgasanalytischen Meßwerten finden sich bei McIntyre und Sasahara (1975). Nach ihren Angaben übersteigt der pulmonal-arterielle Mitteldruck den Grenzwert von 20 mmHg erst ab einem Okklusionsgrad von etwa 30%, sofern präembolische kardiale bzw. pulmonale Vorschädigungen fehlen. Bei hohen Okklusionsgraden werden pulmonal-arterielle Mitteldrucke von 40 mmHg praktisch nicht überschritten. Mit einem pulmonal-arteriellen Mitteldruck über 20 mmHg erhöht sich auch der ZVD. Dieser erreicht maximal 15 mmHg. Bei kardiopulmonalen Vorschäden besteht keine Korrelation zwischen Emboliegrad und Druckwert (McIntyre u. Sasahara 1975); unter diesen Bedingungen werden selbst bei relativ geringen Verlegungen der pulmonalen Strombahn von nur 30% pulmonal-arterielle Mitteldrucke bis 70 mmHg und ZVD-Werte bis 20 mmHg gemessen.

Bei 2 Lungenemboliegruppen mit einem mittleren Angiographiescore von 19:34 bzw. 22:34 bezifferten Tibbutt et al. (1974) die pulmonal-arteriellen Mitteldrucke durchschnittlich mit 34 bzw. 31 mmHg. Eisenmann et al. (1977) fanden anläßlich der Durchführung von 26 Embolektomien (14 Patienten davon waren pulmonalangiographiert und hatten einen Verschlußgrad von 70–90%) in der Regel pulmonal-arterielle Mitteldrucke zwischen 40 und 50 mmHg. Genton und Wolf (1968) ermittelten deutlich höhere pulmonal-arterielle Mitteldrucke (45–82 mmHg) bei Patienten mit chronischen Emboliesymptomen (Verdacht auf rekurrierende Embolie innerhalb von mehr als 6 Wochen). In der Übersichtsarbeit von Bell et al. (1974) mit der hohen Anzahl von 167 Patienten aller Schweregrade von Lungenembolie fanden sich pulmonal-arterielle Mitteldrucke um 27 mmHg. Im gleichen Untersuchungsgut betrug der cardiac index rund 2,7 und der durchschnittliche arterielle pO_2 55–60 mmHg.

In der bereits zitierten Aufstellung von Tibbutt et al. (1974) über 2 Patientengruppen mit einem angiographischen Score von 22:34 bzw. 19:34 wird der cardiac index mit 2,5 bzw. 1,5 beziffert. Den gleichen Autoren zufolge wird ein systolischer Systemblutdruck von 100 mmHg allgemein erst bei einem Score von 24:34 unterschritten (Verschlußgrad 70%). Dalen et al. (1969) betonen, daß ein unter 2,5

verminderter cardiac index erst eintritt, wenn die Lungenembolie
massiv genug ist, um eine rechtsventrikuläre Dilatation und ein Versagen des rechten Ventrikels zu erzeugen. In dieser Situation findet
sich auch eine Erhöhung des rechts-atrialen Druckes und eine Hypotonie im großen Kreislauf.

Über Spätfolgen nach behandelter Lungenembolie berichten Kober
et al. (1980). Bei ihren Nachuntersuchungen an 17 Lungenembolie-
kranken, die nach durchschnittlich einem Jahr stattfanden, wiesen
die meisten Patienten normalisierte pulmonal-arterielle Ruhedrucke
auf. Auch konnten die meisten ihr Herzzeitvolumen belastungsad-
äquat steigern. Allerdings kam es bei 65% der Untersuchten zu einem pathologischen Druckanstieg unter Belastung. Dabei korrelierte
die Höhe des systolischen Belastungsdruckes mit den im Akutsta-
dium der Embolie gemessenen Ruhedrucken.

5.3 Folgerungen

Die pathophysiologischen Auswirkungen einer Lungenembolie gehen in erster Linie von der mechanischen Verlegung der Lungenstrombahn aus; daneben wird wahrscheinlich eine pulmonale Vaso-
und Bronchokonstriktion wirksam. Die hierbei ausgelösten pathophysiologischen Mechanismen sind in Abb. 1 schematisch aufgeführt.
Mit der Drucksteigerung im kleinen Kreislauf entwickelt sich eine
akute Druckbelastung des rechten Ventrikels als Prototyp eines akuten Cor pulmonale. Eine ausgeprägte Gefäßokklusion verringert das
Herzzeitvolumen, daraus resultiert eine unzureichende Gewebsper-
fusion der Körperperipherie mit Ausbildung eines Schockzustandes
und eine rechtsherzbetonte Koronarinsuffizienz. Die O_2-Versorgung
der Körperperipherie und der Koronararterien wird durch die gleichzeitig entstehende arterielle Hypoxämie weiter eingeschränkt.
Der pathophysiologische Ablauf wird entscheidend geprägt:
1. vom Grad der pulmonal-arteriellen Gefäßokklusion und
2. vom Vorliegen präembolischer kardialer oder pulmonaler
   Schäden.
Ohne kardiopulmonale Vorkrankheiten tritt eine pulmonale Hypertonie in der Regel erst bei einem Okklusionsgrad von mehr als 30%
auf, klinisch relevant wird sie bei einem Verschluß von mehr als 50%

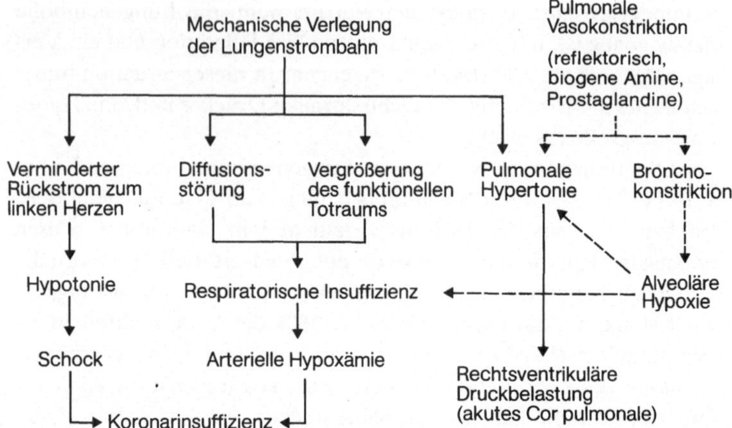

Abb. 1. Pathophysiologie der Lungenembolie. —— primäre und ----- sekundäre Mechanismen

(Lasch 1978). Ein Schock entsteht meist erst bei einem Verschluß von 70% der pulmonalen Strombahn. Bei vorbestehenden kardiopulmonalen Schäden werden die beschriebenen Auswirkungen in stärkerem Ausmaß und schon bei wesentlich geringerem Okklusionsgrad beobachtet.

6 Klinik

6.1 Subjektive Symptome

6.1.1 Grundlagen

Entsprechend dem unterschiedlichen Verschlußgrad von Lungenembolien und einer starken Variabilität ihrer pathophysiologischen Auswirkungen schwanken auch die ausgelösten subjektiven Symptome beträchtlich. Die Skala reicht von gelegentlichen „stummen", symptomlosen Embolien (insbesondere bei älteren Menschen) bis zu Zuständen stärksten Vernichtungsgefühls und „archaischer Todesangst". Innerhalb kurzer Zeit kann sich ein kardiovaskulärer Schock entwickeln, der ein ausgeprägtes Schwächegefühl mit Schweißausbruch, Übelkeit und Brechreiz hervorruft. Im Falle massiver zentraler Verschlüsse führen diese dramatischen Verläufe zu einer Letalität von rund 65% innerhalb der ersten 60 min (Soloff 1969, Abb. 2).

Von den fulminanten und akut-massiven Embolien sind *Verlaufsformen* abzugrenzen, deren subjektive Symptomatik andere Züge trägt. Eine Reihe dieser Symptome erscheint in bestimmter Regelmäßigkeit, doch kommt keinem der Einzelsymptome und keiner Symptomkombination diagnostische Beweiskraft für die Lungenembolie zu.

Allein die *Anamnesendauer* kann schon sehr divergieren. Sutton (1977) unterscheidet

1. eine akute massive Verlaufsform,
2. eine subakute massive Lungenembolie mit einer Anamnese von länger als 2 Wochen, jedoch ohne akuten Kollaps,
3. eine akute „kleine" (submassive) Embolie mit kurzer Anamnese, aber nur submassivem Ausfall und

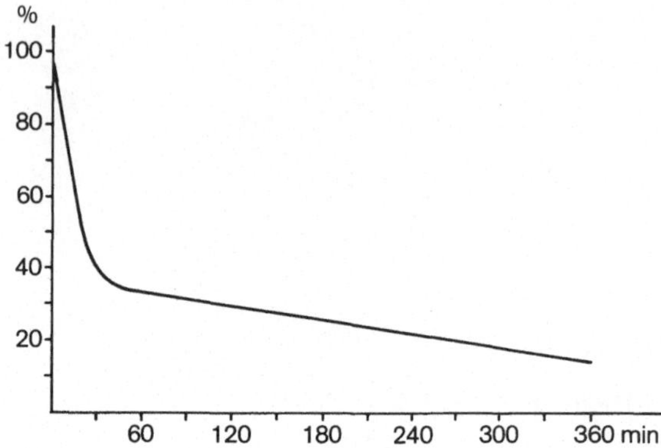

Abb. 2. Prozentuale Anzahl der Überlebenden nach Auftreten der klinischen Symptomatik bei akuter Lungenembolie, Stadium III und IV. (Nach Soloff 1969)

4. eine chronische Lungenembolie mit einer Anamnese über Monate oder sogar Jahre.

Von Emboliepatienten werden häufig *Thoraxschmerzen* angegeben. Sie können kardialen oder pleuralen Ursprungs sein oder kombiniert im Gefolge beider Teilursachen auftreten. Der akute Herzschmerz entsteht durch akute Rechtsherzbelastung und durch koronare Hypoxämie und Minderperfusion; er erinnert an den Schmerz des Myokardinfarktkranken. Der pleurale Schmerz ist besonders ausgeprägt bei Entwicklung eines Lungeninfarktes mit begleitender Pleuritis, aber auch bei Embolien ohne Lungeninfarzierung anzutreffen.
Subjektive Wahrnehmungen, die sich auf die *Atmung* beziehen, äußern sich vor allem als Dyspnoe, Tachypnoe und Hustenreiz. Hämoptysen werden vor allem bei Lungeninfarkt bemerkt, aber mitunter auch schon bei Lungenembolie ohne Infarzierung. Das Auftreten von Hypotonie äußert sich in Schwindelzuständen, Tachykardie und Palpitationen.
Akute Rechtsherzinsuffizienz und Reizung der Pleura diaphragmatica können zu unklaren und mitunter recht akuten *abdominellen Beschwerden* führen, die dem Bild eines „akuten Abdomen" gleichen.

22

6.1.2 Ergebnisse

Anläßlich der amerikanischen Gemeinschaftsstudie zur thrombolytischen Behandlung von Lungenembolien (Bell et al. 1977) wurden bei 327 Patienten mit angiographisch nachgewiesenen Befunden subjektive Symptome und objektive klinische Daten analysiert. Die Angaben basieren auf 197 massiven und 130 submassiven Lungenembolien (Tabelle 3).

Zu vergleichbaren Daten kamen Zeilhofer (1972) und Sasahara et al. (1967). Nach Sasahara solle insbesondere nach dem Symptom Dyspnoe gefahndet werden, das bei allen Patienten anzutreffen sei. Bei einer routinemäßig erhobenen Anamnese mag die Frage nach Dyspnoe verneint werden, sofern es sich um Patienten handelt, die sich nicht akut krank fühlen; wenn man jedoch sorgfältiger nach Tätigkeiten forscht, die mit einer gewissen Anstrengung einhergehen, wird die Dyspnoe offenbar, auch wenn sie dem Patienten bisher nicht bewußt geworden oder als unwichtig erschienen war. Husten und Pleuraschmerz besitzen zwar als Hinweiszeichen einer Lungenembo-

Tabelle 3. Beschwerden und Symptome bei Lungenembolie (%) nach Bell et al. (1977), Zeilhofer (1972) und Sasahara (1967), soweit in den zitierten Arbeiten berücksichtigt

Symptome	Bell et al. (1977)	Zeilhofer (1972)	Sasahara et al. (1967)
Thoraxschmerz	89	96	
pleuraler Genese	74		55
nichtpleuraler Genese	15		
Dyspnoe	86	96	100
Angstgefühl, Beklemmung	59		
Husten	53	63	70
Fieber	44	54	
Schweißausbruch	28		
Hämoptysen	26	42	40
Wadenkrämpfe	21		
Herzklopfen	13		
Synkopen	13		
Übelkeit	13		
Erbrechen	7		

lie ein stärkeres Gewicht als das Symptom Dyspnoe, treten aber seltener in Erscheinung.

Gelegentlich wird die Lungenembolie als „leichte Lungenentzündung" mit Fieber, Husten, Thoraxschmerzen und Kollapsneigung empfunden. Schoenfeld (1976) berichtete exemplarisch über den Verlauf einer „stillen" Lungenembolie mit massivem Lungenarterienverschluß. Die Embolie war bei der 67jährigen beschriebenen Frau unbemerkt aufgetreten und zunächst asymptomatisch verlaufen. Die erste ärztliche Untersuchung fand nicht wegen Dyspnoe, sondern wegen Heiserkeit statt. Dabei wurde röntgenologisch eine rechtsseitige Hilusverdichtung festgestellt und eine Probethorakotomie durchgeführt, die das erwartete Bronchialkarzinom nicht bestätigte. Der bei dieser Gelegenheit erhobene Befund einer massiv dilatierten rechten Pulmonalarterie wurde erst Wochen später richtig als Lungenembolie erkannt.

Angaben über bestehende oder abgelaufene Thrombosen gehören nicht zu den essentiellen subjektiven Symptomen, da nur bei etwa 30% der von Lungenembolie betroffenen Patienten die venöse Thrombose manifest wird (Bartels 1979).

6.1.3 Folgerungen

Bei akuten Krankheitssymptomen, die auf einen kardiovaskulären Schock hinweisen, mit heftigen thorakalen Schmerzen oder zerebrovaskulären Synkopen einhergehen und womöglich nach thrombosefördernden Vorkrankheiten auftreten, gehört die Lungenembolie selbstverständlich zu den vordringlich abzuklärenden Differentialdiagnosen. Auch bei unklaren Beschwerden, die im Oberbauch lokalisiert werden und als „akutes Abdomen" imponieren, muß die Lungenembolie in die diagnostischen Überlegungen einbezogen werden.

Ein für die Diagnose Lungenembolie spezifisches Symptom existiert nicht, weder bei fulminanten noch subakuten oder chronischen Verläufen. Andererseits vermindert die Abwesenheit sonst häufig vorkommender Symptome und Symptomkombinationen die Wahrscheinlichkeit einer vorliegenden Lungenembolie. Zu diesen Symptomen gehören in erster Linie Atemnot, Husten, Thoraxschmerz,

Hämoptysen und Fieber. In Zweifelsfällen ist vor allem nach einer Belastungsdyspnoe zu fahnden. Die „klassischen" Triaskombinationen von Hämoptyse, Husten, Schweißausbruch oder Hämoptyse, Thoraxschmerz, Dyspnoe oder Dyspnoe, Thoraxschmerz und Beklemmung wurden in der großen Untersuchungsserie von Bell (1977) nicht bestätigt.

Die Kenntnis dramatischer Lungenembolieverläufe darf nicht vergessen lassen, daß dieses Krankheitsbild gelegentlich auch symptomarm oder zunächst sogar symptomfrei auftritt und dennoch behandlungsbedürftig ist. Daran sollte vor allem bei unklarer Dyspnoe, anhaltendem Fieber als vermeintlichem Ausdruck schwer löslicher Pneumonien, passageren Thoraxschmerzen, unklaren Schwindelzuständen und Palpitationen gedacht werden.

6.2 Objektive Befunde

6.2.1 Unmittelbare Befunde

6.2.1.1 Grundlagen

Wie bei den subjektiven Symptomen so variiert auch das Ausmaß klinischer Befunde in weitem Umfang je nach gradueller Ausprägung der Lungenembolie und des vaskulären Verschlußmechanismus. Dennoch gehört auch an dieser Stelle der grundsätzlich lebensbedrohliche Charakter der Erkrankung hervorgehoben, der im Falle massiver Verschlüsse zu einer Letalität von rund 65% innerhalb der ersten halben Stunde führt (Soloff 1969). Daraus folgt, daß eine klinische Untersuchung vielfach nicht mehr erfolgen kann und die statistischen Häufigkeitsangaben klinischer Befunde nur einen zwangsläufig begrenzten Teil des Patientengutes erfassen.

Akute Verläufe erzeugen kardiale, ventilatorische und/oder neurologische Symptome. Eine akute Druckbelastung des Herzens kann auf dem Wege über eine Asystolie oder ein Kammerflimmern zum *Herzstillstand* führen, ferner werden bedrohliche Rhythmusstörungen beobachtet (s. Abschnitt 6.2.4). Als Folge verminderten Herzzeitvolumens entwickelt sich u. U. rasch ein *kardiogener Schock*, der sich dem Untersucher durch Blässe, Tachykardie, Hypotonie (Schockindex!), daneben häufig durch Bewußtseinseinschränkung oder -verlust und im weiteren Verlauf durch Oligurie/Anurie zu erkennen gibt. Ein plötzlicher Tod kann auch Folge eines akuten Atemstillstandes sein. Abrupte Verminderungen der zerebralen Zirkulation führen zu Synkopen und passageren Bewußtseinseinschränkungen. Eine *Tachykardie*neigung gilt als typisch für Lungenembolien. Sie findet sich meist auch bei weniger akuten Verläufen ohne Schockindex. Gelegentlich beobachtete *Pulsabnormitäten* sind ein Pulsus paradoxus (Abfall des systolischen Blutdrucks um mehr als 10 mmHg bzw. Verschwinden des zuvor tastbaren Pulses während Inspiration) und das sog. Kussmaul-Zeichen (die paradoxe Halsvenenfüllung während Inspiration, evtl. begleitet von einem positiven Venenpuls). Während diese Pulsphänomene selten sind, werden Halsvenenstauungen häufig angetroffen.

Eine *Zyanose* wird in unterschiedlicher Häufigkeit beobachtet. Sie setzt sich ggf. aus einem zentralen Anteil mit ungenügender arterieller O_2-Aufsättigung und einem peripheren Anteil mit vermehrter O_2-Ausschöpfung im Gewebe bei vermindertem Herzzeitvolumen zusammen.

Bei *Herzauskultation* kann eine Reihe von pathologischen Befunden auftreten. Die pulmonale Hypertonie und die Verlängerung der rechtsventrikulären Ejektion können eine Spaltung des 2. Herztones über der Herzbasis und eine Verstärkung des Pulmonalklappenanteiles bewirken. Allerdings erschweren gleichzeitig vorhandene Tachykardie und geräuschvolle Atmung die Beurteilung. Ein diastolisches Geräusch über der Herzbasis kann Ausdruck einer Pulmonalklappeninsuffizienz sein. Weiterhin werden gelegentlich Galopprhythmen registriert. Sie entstehen präsystolisch durch kräftige rechtsatriale Kontraktionen als Vorhofton oder protodiastolisch durch Verlust der rechtsventrikulären Compliance als Füllungston. Bei Tachykardie und verkürzter Diastole können beide Effekte fast gleichzeitig auftreten und einen Summationsgalopp ergeben (Sutton et al. 1969). Bei herznah gelegenen Lungenembolien ist Perikardreiben möglich. Reine systolische Geräusche sind als uncharakteristisch anzusehen.

Sieht man von Synkopen mit Atemstillstand ab, so ist die Atmung fast regelhaft im Sinne einer *Tachypnoe* und *Hyperventilation* verändert. Bei klinischer Untersuchung von Thorax und Lungen können

26

sich unterschiedliche Befunde ergeben. Bei einseitiger Embolie kann die thorakale Atembewegung unilateral eingeschränkt sein, u. U. ist auch das Atemgeräusch abgeschwächt. Entsteht eine begleitende Bronchialobstruktion, werden trockene Nebengeräusche hörbar, die im allg. auf die embolisierte Seite beschränkt sind, wenn nicht eine Linksherzinsuffizienz hinzutritt (Sasahara et al. 1967). Andere Autoren bezweifeln, daß trockene bronchitische Nebengeräusche durch Lungenembolie allein entstehen und führen an, daß es sich dabei jeweils um eine durch Lungenembolie hervorgerufene Komplikation eines pulmonalen oder kardialen Grundleidens handelt (McDonald et al. 1972). Wie im Abschnitt 5 dargestellt wurde, kann auch ein Lungenödem mit entsprechendem Auskultationsbefund auftreten.

Pleurale Reizungen sind bei Lungenembolie häufig. Sie können sich auskultatorisch als Pleurareiben manifestieren oder den Untersuchungsbefund eines Pleuraergusses ergeben. Dabei kann es sich um kleine bilaterale oder um größere einseitige Ergüsse handeln (Sasahara et al. 1967). Ihre Entstehung ist nicht zwangsläufig von der Entwicklung eines Lungeninfarktes abhängig. Doch ist eine Lungeninfarzierung regelhaft von einem hämorrhagischen Erguß begleitet (Bynum et al. 1976), während es keinen für Lungenembolie typischen Laborbefund im Pleuraerguß gibt. Selbst die Kriterien des Exsudates werden nur von weniger als $^2/_3$ der Fälle erreicht.

6.2.1.2 Ergebnisse

In der von Bell (1977) redigierten amerikanischen Gemeinschaftsstudie nehmen die objektiven klinischen Befunde bei angiographisch gesicherter Lungenembolie die in Tabelle 4 dargelegte Rangfolge ein.

Das Allen-Zeichen, die Kombination von Tachypnoe, Tachykardie und Temperaturerhöhung, war bei 23% der Patienten zu finden. Zyanose, Schweißausbruch, Tachykardie über 120/min und Tachypnoe über 30/min fanden sich vor allem bei Patienten im Schock.

Bartels (1979) stellt aufgrund einer Zusammenstellung gesicherter Lungenembolien in der Medizinischen Universitätsklinik Erlangen folgende klinische Befunde in den Vordergrund: Tachykardie (100%), plötzlicher Blutdruckabfall (54%) und Fieber (54%).

Tabelle 4. Klinische Befunde bei Lungenembolie (%). (Nach Bell et al. 1977). Differenzierte Angabe über Vorkommen bei massiver und submassiver Embolie, soweit bei Bell berücksichtigt

	Gesamt-serie 327	Massive Embolie 197	Submassive Embolie 130
n			
Atemfrequenz >16/min	92	95	87
Atemfrequenz >31/min	24		
Rasselgeräusche	58	57	60
Betonter 2. Herzton (Pulmonalklappenanteil)	53	58	45
Pulsfrequenz >100/min	44	48	38
Pulsfrequenz >120/min	10		
Temperatur >37,8 °C	43	43	42
Galopprhythmen	34	39	25
Schweißausbruch	36	42	27
Ödem	24	23	25
Herzgeräusche	23	27	16
Zyanose	19	25	9
Pleurareiben	20		
Hepatomegalie	13		
Hypotonie	11		
Schock	7	7	0
Halsvenenstauung	10		
Perikardreiben	1		

Alpert (1975) fand bei 45 Patienten mit angiographisch nachgewiesener, massiver Lungenembolie (Verschluß mehr als 50% der Lungenstrombahn) eine Hypotonie in 42% und einen Herzstillstand in 9%. Zu einem Rechtsherzversagen mit Erhöhung des rechtsatrialen Mitteldruckes über 7 mmHg kam es in 62%.

McDonald (1972) berichtet über 23 Patienten mit pulmonal-arteriellen Verschlüssen zwischen 25 und 75% (Mittelwert 53,4%). In diesem Krankengut traten neurologische Zeichen (Synkopen und vorübergehende Verwirrtheit) in 61% auf. Ein klinischer Schock bestand in 13%, dabei betrug die Herzfrequenz im Mittel 119/min. Auch die Patienten ohne Schock wiesen eine Tachykardie von durchschnittlich 113/min auf. Ein Pulsus paradoxus wurde nur einmal gefunden (4%). Die Beurteilung des 2. Herztones erwies sich dem Autor als nicht hilfreich. Eine Tachypnoe bestand bei allen Patienten, eine Zyanose bei 61%. Eine einseitige Einschränkung der Atemexkursionen fand sich in 26%. Umschriebene Auskultationsbefunde wurden mit 78% beziffert, wobei es sich um Abschwächung des Atemgeräusches und feuchte Nebengeräusche, nicht aber um trokkene handelte.

In Publikationen, die sich anders als Sammelstatistiken mit besonders schweren und besonders leichten Verlaufsformen beschäftigen, ändert sich natürlich die Häufigkeit der einzelnen klinischen Zeichen erheblich. So hat z. B. Eisenmann (1976) über 26 erfolgreiche Embolektomien berichtet, bei denen der pulmonal-arterielle Okklusionsgrad in 14 Fällen überprüft werden konnte und Werte zwischen 70 und 90% ergeben hatte. In diesem Kollektiv von schwerkranken Patienten hatte 4mal ein Herzstillstand, 11mal ein schwerer Schock mit Oligurie-Anurie und fehlendem Ansprechen auf vasopressive Medikamente sowie 6mal eine mäßige Hypotonie vorgelegen. Weiterhin war 14mal ein akutes Cor pulmonale, 22mal ein intensives respiratorisches Versagen und 2mal ein Atemstillstand aufgetreten. Auf der anderen Seite liegen Fallbeschreibungen über zunächst leichte und uncharakteristische Verläufe vor. Rezidivierende Lungenembolien treten gelegentlich unter der „Maske" einer orthostatischen Hypotonie, einer Pleuritis, einer Pneumonie oder einer Herzinsuffizienz auf (Bartels 1979). Postoperativ ist an prämonitorische, „kleine" Lungenembolien zu denken, wenn sich Fieber, Tachykardie, rezidivierende „Pneumonien" und Pleuraergüsse entwickeln. Die Symptomatik einer Lungenembolie entsteht häufig erst 12–36 h nach stummer Lungenembolie.

Gesondert ist über einige Befunde zu referieren, die in Sammelstatistiken geringere Berücksichtigung finden. So beschäftigen sich Brown et al. (1979) mit Herzrhythmusstörungen bei rekurrierenden Lungenembolien und berichteten über 5 einschlägige Verläufe. Im 24 h-EKG-Speicher traten bei diesen 5 Patienten paroxysmale supraventrikuläre Tachykardien, paroxysmales Vorhofflimmern, multifokale ventrikuläre Extrasystolen und ein AV-Block Typ Mobitz auf. Eine pulmonale Hypertonie lag in keinem der beobachteten Fälle vor. Die Autoren nehmen an, daß die Kombination von druckunabhängiger Herzrhythmus- und -leitungsstörung bei rekurrierenden Lungenembolien eine eigene Krankheitsgruppe darstellt.

Cohen et al. (1973) fanden bei 9 Patienten mit nachgewiesener Lungenembolie 3mal einen Pulsus paradoxus und das Kussmaul-Zeichen. Bei allen 3 Patienten lag eine pulmonale Hypertonie und eine präexistierende kardiale Erkrankung vor. Die Autoren plädieren dafür, bei diesem abnormen Venen- und Arteriendruckverhalten die Lungenembolie (neben der Pericarditis constrictiva, der Herztamponade und anderen kardialen Erkrankungen) in die Differentialdiagnose einzubeziehen.

Von besonderer Wichtigkeit ist die richtige Deutung abdomineller Befunde bei Lungenembolie. Potts et al. (1976) beobachteten in kurzer Zeit 3 Fälle, in denen das Bild einer Lungenembolie durch heftige abdominelle Beschwerden verwischt oder kompliziert wurde. Die Beschwerden waren durch akute Rechtsherzinsuffizienz mit Leberstauung bzw. durch Reizung der Pleura diaphragmatica hervorgerufen worden, in 2 Fällen bestand ein paralytischer Ileus. Bereits aus dem Jahre 1957 liegt eine Mitteilung von Israel und Goldstein über 11 von 90 Patienten mit Lungenembolie vor (12%), die abdominelle Schmerzen als prominentes Symptom angegeben hatten.

6.2.1.3 Folgerungen

Akute Erkrankungen mit Schock, plötzlichem Blutdruckabfall, Zyanose, Tachykardie, Tachypnoe, aber auch mit Herz- und Atemstillstand, mit zerebro-vaskulären Synkopen, Bewußtseinseinschränkung bzw. -verlust sind verdächtig auf Vorliegen einer Lungenembolie, insbesondere, wenn prädisponierende Erkrankungen vorangegangen sind.

Bei weniger akuten Krankheitsverläufen sind Tachypnoe, Tachykardie, Fieber und eine schweißbedeckte zyanotische Haut Befunde, die auf eine Lungenembolie hinweisen können, besonders, wenn sie in Verbindung mit den subjektiven Symptomen Dyspnoe, Hustenreiz, Thoraxschmerz und Hämoptyse auftreten. Doch auch in diesem Zusammenhang gilt, daß es keinen für Lungenembolie beweisenden klinischen Untersuchungsbefund gibt, auch keine typischen Befundkombinationen, daß aber die Abwesenheit der häufig anzutreffenden Befunde Tachykardie und Tachypnoe eine Embolie weniger wahrscheinlich macht.

Perkussions- und Auskultationsbefunde über der Lunge und dem Herzen sind ohne wesentliche Bedeutung, sofern es sich um die Diagnosestellung allein handelt. Sie geben aber Auskunft über eine Reihe von Folgezuständen der Lungenembolie wie Pleuritis, Ergußbildung, Bronchialobstruktion sowie begleitende Linksherzinsuffizienz bis hin zum Lungenödem. Weiter entwickeln sich Auskultationsbefunde am Herzen und Abweichungen im Venen- und Arteriendruckverhalten, die sekundäre Störungen der Hämodynamik anzeigen. Sind diese Zusammenhänge dem Untersucher nicht bekannt, so können die angesprochenen Befunde in eine falsche differentialdiagnostische Richtung führen.

Kleine und rekurrierende Lungenembolien erzeugen gelegentlich uncharakteristische Befunde, die das Krankheitsbild unter der Maske einer orthostatischen Störung, einer rezidivierenden oder schwer löslichen Pneumonie, einer Pleuritis oder auch einmal eines Bronchialkarzinoms erscheinen lassen. Bei unklarer Hypotonie und febrilen Zuständen mit oder ohne pulmonale Infiltration sollte deshalb auch an eine Lungenembolie gedacht werden.

Ebenso ist bei Krankheitsfällen mit sog. akuten Abdomen zu überprüfen, ob nicht eine pleurale Reizung oder eine Leberstauung infolge Lungenembolie vorliegt, die ein abdominelles Krankheitsbild vortäuscht. Fehldeutungen als Milzinfarkt, akute Cholezystitis, Gallenkolik, subphrenischer Abszeß, Peritonitis, Appendizitis oder Pankreatitis sind dann möglich (Schepping u. Breddin 1975).

6.2.2 Laborchemische Befunde

6.2.2.1 Grundlagen

Spezifische laborchemische Befunde wären zu erwarten, wenn aus dem embolisierten Lungenbezirk oder aus dem Embolus selbst charakteristische Enzyme oder andere definierte Stoffe freigesetzt würden. Wacker und Snodgrass (1960) haben das Verhalten des Serum-LDH-Spiegels bei Lungenembolie untersucht und 1961 eine Trias für die Diagnose einer Lungenembolie angegeben, die aus einer Erhöhung der LDH und des Bilirubins bei gleichzeitig normaler SGOT besteht.

Ruckley et al. (1970) beschrieben den Nachweis von zirkulierenden Fibrinogen-Fibrin-Spaltprodukten als diagnostisch wertvoll. Der Nutzen beider diagnostischer Verfahren wurde in der Folgezeit in Frage gestellt.

6.2.2.2 Ergebnisse

Sasahara et al. (1967) berichteten, daß bei 72 Patienten mit Lungenembolie der LDH-Spiegel in 74% erhöht war. Die typische Trias von Wacker (erhöhte LDH- und Bilirubinspiegel bei normaler SGOT) fand sich jedoch nur bei 18%. Der häufigere Befund war eine erhöhte LDH bei normalen Bilirubin- und SGOT-Spiegeln (42%). Bei 14% waren alle 3 Werte erhöht. Dagegen fanden Light et al. (1974) bei 35 Lungenemboliepatienten nur in 23% einen erhöhten LDH-Spiegel. Damit unterschieden sich die Emboliepatienten nicht wesentlich von Kranken mit Linksherzinsuffizienz und Pneumonie. Im positiven Falle war die LDH-Spiegelerhöhung innerhalb der ersten 48 h nach Embolie zu erkennen.

Besonderes Interesse galt dem Isoenzym LDH_3, da es vorwiegend im Lungengewebe vorhanden ist. Bloor et al. (1970) berichteten über erhöhte Serum-LDH_3-Werte bei experimentellen Lungenembolien an Hunden. Light et al. (1974) fanden auch an Patienten mit Lungenembolie, daß sich die Verteilung der LDH-Isoenzyme durch einen erhöhten LDH_3-Spiegel auszeichnete. Die Abweichungen waren jedoch für den einzelnen Patienten nicht charakteristisch genug, um eine Abgrenzung gegenüber Linksherzinsuffizienz oder Pneumonie zu ermöglichen, woraus die Autoren den geringen differentialdiagnostischen Wert dieser Bestimmung für die Lungenembolie ableiteten.

Auch die Angaben über die differentialdiagnostische Bedeutung des Nachweises von Fibrinogenspaltprodukten hielten einer Nachprüfung nicht stand. Light et al. (1974) gelang dieser Nachweis nur bei 2 von 35 Patienten mit Lungenembolie, während 5 weitere Patienten grenzwertige Spiegel aufwiesen.

6.2.2.3 Folgerungen

Nach derzeitigem Wissensstand sind laborchemische Befunde bei der Erkennung einer Lungenembolie von sehr begrenztem Nutzen. Der Nachweis erhöhter LDH-Spiegel im Serum hat mehr statistischen als differentialdiagnostischen Wert. Im positiven Falle ist die LDH-Erhöhung gegenüber dem Myokardinfarkt bereits in den ersten 48 h am stärksten ausgeprägt. Eine Kombination von LDH- und Bilirubinerhöhung ist vor allem bei Hinzutreten einer Leberstauung zu erwarten. Eine Erhöhung des LDH_3-Anteils innerhalb des Verteilungsmusters der LDH-Isoenzyme ist theoretisch begründet, für die Abgrenzung gegenüber anderen Lungenkrankheiten aber nicht genügend charakteristisch. Der CPK-Spiegel ist kein absolut sicheres Unterscheidungsmerkmal zum Myokardinfarkt. Ulmer et al. (1978) berichten über deutlich erhöhte CPK-Spiegel bei Lungenembolie, wenn diese Werte auch gewöhnlich nicht die Höhe erreichen, wie sie nach Herzinfarkten vorkommen.

6.2.3 Blutgasanalyse/Atemgasanalyse

6.2.3.1 Grundlagen

Die im Abschnitt 5 besprochenen pathophysiologischen Auswirkungen sind weder im Detail noch in ihrer Vielfalt für die Lungenembolie charakteristisch. Intrapulmonal wirksame zirkulatorische und ventilatorische Verteilungsstörungen führen – wie bei einer Vielzahl anderer Krankheitszustände – zu einer arteriellen Hypoxämie mit vermindertem arteriellem O_2-Druck. Die zirkulatorische Komponente erhöht wie jeder funktionelle Kurzschluß mit Rechts-links-Shunt den arterioalveolären CO_2-Druckgradienten. Daß dieser Mechanismus nicht regelhaft zu einer arteriellen Hyperkapnie führt, sondern vielmehr von einem ambivalenten CO_2-Druckverhalten (häufig mit Hypokapnie) begleitet wird, beruht auf gleichzeitigen Veränderungen der Atmungsregulation mit Steigerung des Atemzeitvolumens. Begleitende ventilatorische Störungen sind an Einschränkungen dynamischer Lungenvolumina und atemmechanischer Meßgrößen abzulesen.

Eine Verminderung des Herzzeitvolumens führt auch im Falle von Lungenembolien zu einer vermehrten O_2-Ausschöpfung in der Kreislaufperipherie und zu einer erhöhten arteriovenösen O_2-Differenz.

6.2.3.2 Ergebnisse

Sasahara et al. (1967) fanden bei 56 Patienten mit Lungenembolie arterielle pO_2-Werte zwischen 32 und 89 mmHg (im Mittel bei 61 mmHg). Die entsprechende arterielle O_2-Sättigung betrug 72–94% (Mittelwert 92%). Bei 43 dieser Patienten wurde eine 20minütige Sauerstoffbeatmung durchgeführt, in deren Verlauf 28 Patienten (65%) mit einem inadäquat geringen Anstieg des arteriellen pO_2 auf nur rund 375 mmHg antworteten. In diesen Fällen war der Hinweis auf einen intrapulmonalen Kurzschluß im Sinne eines Rechts-links-Shunts gegeben. Bell et al. (1977) ermittelten in einer Gruppe von 167 Lungenemboliepatienten, die zu fast 66% massive embolische Verschlüsse aufwiesen, einen durchschnittlichen arteriellen pO_2 von 60 mmHg. Von diesen Patienten hatten 10% einen normalen arteriellen pO_2 über 80 mmHg, 52% einen deutlich erniedrigten Wert unter 60 mmHg. Eisenmann et al. (1977) fanden bei 26 Patienten, die einer Pulmonalembolektomie zugeführt werden mußten, arterielle pO_2-Werte zwischen 49 und 74 mmHg.
Im zitierten Kollektiv von Sasahara et al. (1967) schwankte der arterielle CO_2-Druck zwischen 24 und 51 mmHg (Mittelwert 37 mmHg). Im einzelnen bewegten sich die Werte bei 21 Patienten im Normbereich, während 5mal eine Hyperkapnie und 31mal eine Hypokapnie vorlag. Der theoretisch postulierte erhöhte arterioalveoläre CO_2-Druckgradient war – außer bei massiven Verschlüssen – nur in den ersten 72 h nach Embolie nachweisbar. Angesichts zuverlässigerer Methoden zum Nachweis einer Embolie zogen die Autoren vor, desweiteren auf die Untersuchung der arterio-alveolären CO_2-Druckgradienten zu verzichten und die verfügbare Zeit für die Durchführung von Lungenperfusionsszintigraphien und Angiographien zu nutzen.
Entsprechend dem verminderten cardiac index hatten 70% der von Sasahara et al. (1967) untersuchten Emboliepatienten eine über 4,5

Vol% erhöhte arteriovenöse O_2-Differenz als Zeichen vermehrter peripherer Ausschöpfung.

Dem Verständnis blutgasanalytischer Veränderungen dient auch die Feststellung von Sasahara et al. (1967), daß bei 86% der Lungenemboliepatienten das Atemzeitvolumen über 8 l/min gesteigert war und damit eine Hyperventilation anzeigte. Eine restriktive Ventilationsstörung mit Verminderung der Vitalkapazität war in 83% vorhanden, eine obstruktive Ventilationsstörung mit Verminderung des *Tiffeneau*-Wertes und der maximalen Exspirationsgeschwindigkeit in 85% bzw. 80%.

6.2.3.3 *Folgerungen*

Sichtet man die gasanalytischen Funktionswerte bei Lungenembolie, so kommt theoretisch dem erhöhten arterioalveolären CO_2-Druckgradienten eine differentialdiagnostische Bedeutung zu. Diese Maßzahl weist – bei Ausschluß intrakardialer Kurzschlüsse – auf einen vermehrten intrapulmonalen Rechts-links-Shunt hin, wie er sich bei Lungenembolie findet. Praktisch hat die Bestimmung des arterioalveolären CO_2-Druckgradienten keine Bedeutung erlangt, da

1. die Festlegung des alveolären CO_2-Druckes methodisch unsicher ist,
2. der Gradient selbst nur eine gewisse Zeit erhöht bleibt,
3. eine Lungenembolie mit anderen diagnostischen Verfahren sicherer nachzuweisen ist und
4. intrapulmonale Kurzschlüsse auch bei anderen bronchopulmonalen Erkrankungen bestehen.

Einen gewissen Rückschluß auf intrapulmonale Rechts-links-Shunts erlaubt auch eine arterielle O_2-Drucksenkung, die sich mit O_2-Atmung nicht adäquat anheben läßt. Auch hierfür gelten die dargelegten Einschränkungen.

Eine Hypoxämie unter Raumluftatmung hat keinen differentialdiagnostischen Wert, doch gibt sie eine gute globale Auskunft über den gestörten intrapulmonalen Gasaustausch. Als charakteristisch (wenn auch nicht als differentialdiagnostisch verwertbar) wird vielfach die Kombination von Hypoxämie und Hypokapnie angesehen. Die Hypokapnie entspricht zwar nicht dem theoretischen Ansatz des erhöhten arterioalveolären CO_2-Druckgradienten, wird aber durch die häufig anzutreffende Hyperventilation bei Lungenembolie erklärt, wodurch es zu einer vermehrten CO_2-Abgabe kommt. Diese CO_2-Abgabe wird gestört, wenn gleichzeitig bronchoobstruktive Zustände auftreten, so daß auch die Verbindung von Hypoxämie und Hypokapnie nicht als Regelfall gelten kann.

6.2.4 Elektrokardiogramm

6.2.4.1 Grundlagen

Die embolisch entstandene Widerstandserhöhung in der Lungenstrombahn führt zur akuten Druckbelastung des rechten Ventrikels, der schließlich dilatiert und dabei zu einer Rotation des Herzens um die Längsachse führt. Hypoxie und arterielle Hypotonie bewirken ein mangelhaftes koronares Sauerstoffangebot, das sich stets auch auf den linken Ventrikel auswirkt, den akut druckbelasteten rechten Ventrikel aber funktionell stärker betrifft. Bei einer vorbestehenden koronaren Gefäßveränderung kann sich diese Minderperfusion bevorzugt oder isoliert am Myokard des linken Ventrikels auswirken. In der Herzstromkurve sind als Ausdruck eines „akuten Cor pulmonale" die folgenden Veränderungen in unterschiedlicher Kombination möglich (Abb. 3):

1. *McGinn-White-Syndrom:* Pathologisches Q in Ableitung III und S in Ableitung I mit Hebung der ST-Strecke und terminalnegativem T in Ableitung III. Die ST-Strecken in Ableitung II und I verlaufen dabei i. allg. gesenkt. Diese Veränderungen sind als Folge einer rechtsventrikulär betonten Ischämie in Verbindung mit einer Rotation des Herzens zu verstehen.
2. *Abweichung der elektrischen Herzachse* nach rechts: Änderung des Lagetyps, Zunahme des Winkels α der QRS-Gruppe.
3. *Verlagerung der R/S-Umschlagszone* nach links infolge Dilatation des rechten Ventrikels.
4. *Rechtsschenkelblockierungen* unterschiedlichen Grades infolge Dilatation des Conus pulmonalis, ggf. unterstützt durch hypoxische Vorgänge.
5. *Inversionen der T-Wellen rechtspräkordial:* Diese terminalnegativen T-Wellen in den Ableitungen V_1–V_3 treten meist erst nach

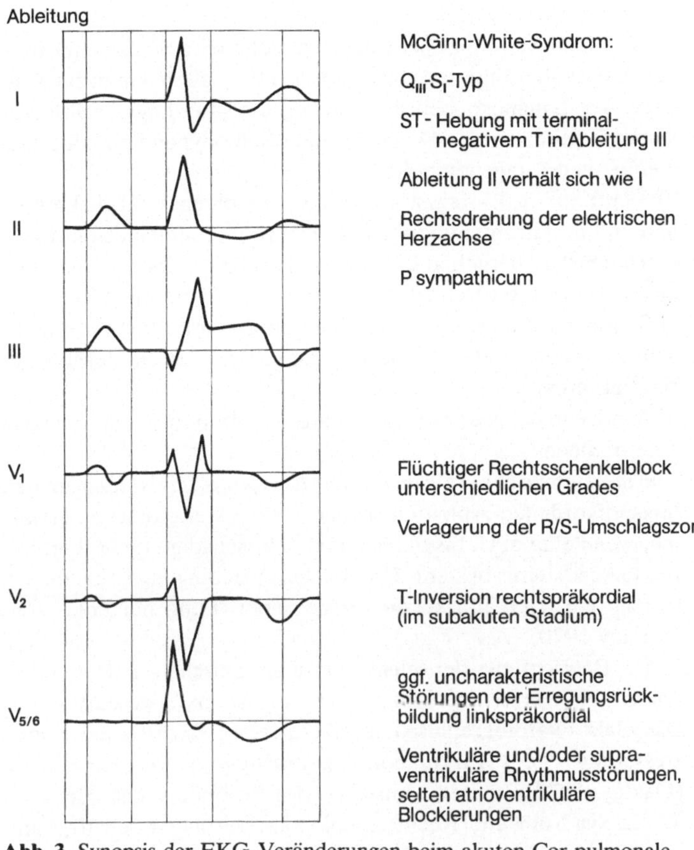

Abb. 3. Synopsis der EKG-Veränderungen beim akuten Cor pulmonale

1–2 Tagen hinzu, halten aber länger an, mitunter bis zu 2–3 Wochen. In Ableitung V_1 sind negative T-Wellen nur dann verwertbar, wenn sie vor der Embolie nachweislich positiv waren.

6. *Überhöhungen der P-Wellen:* Diese können im akuten Stadium nicht mit einer rechtsatrialen Hypertrophie erklärt werden, sondern dürften vielmehr Ausdruck eines gesteigerten Sympathikotonus sein.

7. *Herzrhythmusstörungen:*

   a) Am häufigsten liegt bei Lungenembolie eine Sinustachykardie
   vor. Sie ist allerdings so uncharakteristisch, daß sie kaum zur Stüt-
   zung der Diagnose beiträgt; ihr Fehlen allerdings rechtfertigt
   starke Zweifel an der Diagnose einer hämodynamisch bedeutsamen akuten Lungenembolie.

   b) Ventrikuläre Extrasystolen, die vom rechten Ventrikel ausgehen und in Allorhythmien der Kammern und schließlich in Kammerflimmern übergehen können, sind als Folge einer akuten Dilatation des rechten Ventrikels zu verstehen (Heinrich, 1968).

   c) Supraventrikuläre Extrasystolen, die in Vorhofflimmern übergehen können, sind auf eine Dilatation des rechten Vorhofs zurückzuführen.

   d) Atrioventrikuläre Leitungsstörungen dürften auf koronarer Hypoxie beruhen.

8. *Uncharakteristische Störungen der Erregungsrückbildung* in den
   linkspräkordialen Ableitungen sind vorzugsweise dann zu erwarten, wenn eine u. U. bis dahin latente Vorschädigung des koronaren Gefäßsystems besteht. Unter solchen Bedingungen kann auch
   einmal ein Herzinfarkt die Folge einer Lungenembolie sein
   (Oakley 1970).

Bei der Betrachtung der elektrokardiographischen Folgen einer
Lungenembolie erscheinen folgende Gesichtspunkte wesentlich:

1. Die elektrokardiographischen Zeichen sind *flüchtig,* die rasche
   Besserung der Zirkulationsbeeinträchtigung widerspiegelnd
   (Oakley 1970); dieser Umstand, der besonders das McGinn-
   White-Syndrom und Rechtsschenkelblockierungen betrifft, kann
   geradezu als Charakteristikum in der Diagnostik betrachtet werden, macht allerdings engmaschige Kontrollen notwendig (Ulmer
   et al. 1978).

2. Die Veränderungen im EKG sind *unterschiedlich stark* ausgeprägt
   und in gewisser Weise abhängig von der Schwere der hämodynamischen Belastung des Herzens. Diskrete Änderungen in der
   Herzstromkurve sind als solche oft nur zu erkennen, wenn ein
   Vergleich mit EKG-Streifen vor der Lungenembolie vorliegt. Dies
   ist einer der Gründe dafür, weshalb bei jedem stationär aufge-
   nommenen Patienten routinemäßig ein EKG registriert werden
   sollte. Zum Beispiel kann ein Q_{III}/S_I-Typ Ausdruck einer norma-

len Lagevariante des Herzens sein, geht dann allerdings ohne die typischen Veränderungen des McGinn-White-Syndroms im Bereich der Erregungsrückbildung einher.
3. Bei Vorschädigung des Herzens können sich die Charakteristika des akuten Cor pulmonale oft nicht gegen die vorbestehenden EKG-Veränderungen durchsetzen.

6.2.4.2 Ergebnisse

Weber und Philipps (1966) konnten bei 60 Patienten mit Lungenembolien Veränderungen der ST-Strecken und T-Wellen in 66,6%, eine Sinustachykardie in 48,3%, heterotope Rhythmusstörungen in 40,0%, einen atrioventrikulären Block I. Grades in 8,3% und eine Überhöhung der P-Wellen in 28,3% nachweisen. Ein Rechtsschenkelblock lag in 25%, ein Q_{III}/S_I-Typ in 26,6%, eine Verschiebung des R/S-Umschlags nach links in 16,6%, eine Rechtslage der elektrischen Herzachse in 10% und ein $S_I S_{II} S_{III}$-Typ in 5% der Fälle vor. Eine deutliche Q-Zacke in Ableitung V_1 wurde in 16,6% gefunden.
Nach den Untersuchungen von Oakley (1970) ist das Auftreten von Q-Zacken und negativen T-Wellen in Ableitung III oft mit Zwerchfellhochstand, Pleuraschmerzen und basalem Lungenkollaps verbunden; T-Inversionen rechtspräkordial waren, obwohl erst später hinzutretend, am häufigsten.
Nach Cutforth und Oram (1958) verschwinden zuerst die S-Zacken in Ableitung I, dann die Q-Zacken in Ableitung III, während die negativen T-Wellen in Ableitung III persistieren können.
McDonald et al. (1972) fanden in 39% „typische" und in 39% „verdächtige" Veränderungen für ein akutes Cor pulmonale.
Stein et al. (1977) analysierten die EKGs von 90 Patienten der Urokinase-Lungenembolie-Studie mit arteriographisch dokumentierten, akuten submassiven und massiven Lungenembolien ohne begleitende Herz- oder Lungenerkrankung. Am häufigsten fanden sich unspezifische Veränderungen der T-Wellen (in 42%) bzw. des R/ST-Segmentes (in 41%). Linksabweichungen der elektrischen Herzachse kamen mit 7% genau so häufig vor wie Rechtsabweichungen. Bei 6% trat eine Niederspannung auf. Eine oder mehrere für akutes Cor pulmonale typische Veränderungen lagen nur in 26% der Patienten vor. Allerdings wurde bei den 50 Patienten mit massiver Lungenembolie nur in 6%, bei den 40 Patienten mit submassiver Lungenembolie in 23% ein normales EKG registriert. Alle EKG-Veränderungen verschwanden in 2 Wochen, am längsten blieben die T-Inversionen bestehen. Bei den schwereren EKG-Befunden lagen deutlichere szintigraphische bzw. angiographische Befunde, ein höherer pulmonal-arterieller Mitteldruck und/oder rechtsventrikulärer enddiastolischer Druck vor, während sich der durchschnittliche pO_2-Wert bei Patienten mit normalem bzw. pathologischem EKG nicht unterschied.

Ahonen (1977) analysierte die während massiver, autoptisch bestätigter Lungenembolie bei 35 Patienten auftretenden EKG-Veränderungen quantitativ anhand der letzten vor dem Tode durchgeführten Registrierung, wobei ihm allerdings die für die Diagnostik wichtigen flüchtigen EKG-Veränderungen der Frühphase entgehen mußten und die uncharakteristischen z. T. sekundären Veränderungen der Spätphase dominierten. Die Herzfrequenz lag mit 106,1 ± 3,9/min nur wenig über jener des Vorbefundes mit 90,9 ± 3,8/min. Am häufigsten (70%) fanden sich uncharakteristische Senkungen der ST-Strecken in den Ableitungen I, V_5 und V_6 sowie Inversionen der T-Wellen in Ableitung aVF (43%) sowie Ableitung II (37%); keine der meßbaren Änderungen war statistisch signifikant.

Rasmussen und Michelsen (1974) fanden in tierexperimentellen Untersuchungen an Hunden mit orthogonalen Ableitungen, daß signifikante und i. allg. gleichförmige Veränderungen der QRS-Gruppen sowie der ST- und T-Abschnitte bei allen Hunden zu beobachten waren, deren rechter Ventrikel einen Druck von 40 mmHg bewältigen mußte. Die wichtigsten Veränderungen bestanden in einer Rotation der QRS-Schleife in der Horizontalebene im Gegenuhrzeigersinn, in einer deutlichen Verminderung der Z-Amplitude und in einer Abweichung der maximalen ST- und T-Vektoren nach rechts oben hin.

In eigenen tierexperimentellen Untersuchungen am wachen Kaninchen (Heinrich 1968) war mit dosierter Druckbelastung des rechten Ventrikels eine Auslösung rechtsventrikulärer Allorhythmien möglich.

Bei 5 Patientinnen mit rezidivierenden Lungenembolien konnten Brown et al. (1979) im 24-h-Speicher-EKG Rhythmusstörungen (4mal supraventrikuläre Tachykardien, 2mal Vorhofflimmern, 1mal multifokale ventrikuläre Extrasystolen zusammen mit AV-Block II. Grades Typ Mobitz) registrieren, die sie nach Ausschluß anderer Ursachen (chronische pulmonale Hypertonie, Ventilationsstörungen, koronare Herzkrankheit) und wegen des gleichzeitigen Auftretens entsprechender klinischer und szintigraphischer Befunde auf Episoden von Lungenembolien zurückführten.

6.2.4.3 Folgerungen

Bei Verdacht auf das Vorliegen eines akuten Cor pulmonale ist in jedem Falle die Registrierung eines EKGs sinnvoll. Folgende Merksätze verdienen bei der Bewertung der Herzstromkurve in diesem Zusammenhang Beachtung:

1. Typische Veränderungen stellen einen Mosaikstein zur klinischen Diagnostik der Lungenembolie dar. Sie beweisen allerdings nicht die embolische Genese des akuten Cor pulmonale, da sie z. B. genausogut auf einer doppelseitigen foudroyanten Pneumonie oder einem schweren Status asthmaticus beruhen können. Die

endgültige Deutung der Herzstromkurve sollte daher stets nur im Zusammenhang mit dem übrigen klinischen Bild erfolgen.

2. Fehlen typische Veränderungen eines akuten Cor pulmonale im EKG, so ist eine Lungenembolie keineswegs ausgeschlossen. Das gilt sowohl beim Vorliegen einer normalen Herzstromkurve, als auch beim Nachweis andersartiger EKG-Veränderungen, die – vorbestehend – Zeichen eines akuten Cor pulmonale überdecken, oder aber atypische Folgen einer Lungenembolie darstellen können.

3. Der besondere Wert des EKGs besteht im Nachweis anderweitiger Ursachen einer akuten Herz-Kreislauf-Störung, z. B. eines akuten Herzinfarktes oder einer paroxysmalen supraventrikulären Tachykardie. Allerdings bleibt zu bedenken, daß auch diese Veränderungen – wenngleich selten – Folge einer Lungenembolie sein können.

Zur *Differentialdiagnose* des elektrokardiographischen Bildes gegenüber einem *Hinterwandinfarkt* ist wesentlich, daß bei letzterem in Ableitung II ähnliche Veränderungen wie in Ableitung III vorliegen, d. h. Q-Zacken, ST-Hebungen und – im Zwischenstadium – terminal-negative T-Wellen, während beim akuten Cor pulmonale die Veränderungen der Ableitung II sich jenen in der Ableitung I anschließen. Im frischen Stadium des Herzinfarktes sind noch keine terminal-negativen T-Wellen in Ableitung III zu erwarten. In den rechtspräkordialen Ableitungen liegt beim Hinterwandinfarkt kleiner Ausdehnung meist keine Veränderung vor, bei größerer Ausdehnung sind Senkungen der ST-Strecken mit präterminalen T-Negativierungen zu erwarten, während beim akuten Cor pulmonale die T-Inversionen terminal-negativen Charakter haben.

Mit der *Ultraschallechokardiographie* (UKG) können bei akutem Cor pulmonale mit präkordialem und subkostalem Zugang eine Erweiterung des rechten und eine Verkleinerung des linken Ventrikels, eine verminderte Schließungsgeschwindigkeit des vorderen Mitralklappensegels und eine paradoxe Septumbewegung, bei suprasternalem Zugang eine signifikante Erweiterung der rechten Pulmonalarterie nachgewiesen werden, die gut mit dem mittleren Pulmonalarteriendruck korreliert (Kasper und Meinertz).

6.2.5 Röntgen-Thoraxnativaufnahme

6.2.5.1 Grundlagen

Die Ausbildung röntgenologischer Veränderungen (Abb. 4) hängt davon ab, ob die Lungenembolie:
- lediglich eine Perfusionsminderung hervorrief oder
- einen inkompletten Lungeninfarkt (Fleischner 1966) erzeugte, der in einer später wieder resorbierten Extravasation von Blut in die terminalen Lufträume besteht oder
- einen kompletten Lungeninfarkt mit Nekrose zur Folge hatte.

Als Ausdruck der Oligämie in den befallenen Lungenabschnitten können auch auf der Nativaufnahme Gefäßabbrüche in Hilusnähe mit hypovaskularisierten Zonen, ggf. eine einseitig helle Lunge und

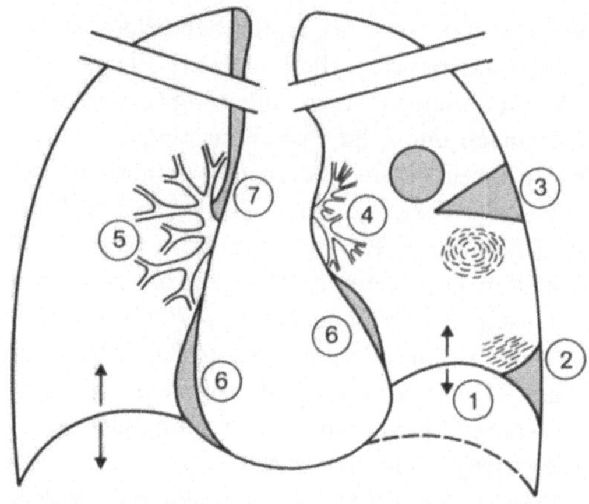

Abb. 4. Synopsis der röntgenologischen Symptome der Lungenembolie. (Aus Heinrich 1976)
① Hochstand und verminderte Exkursionen des Zwerchfells
② Basale Verschattungen, kleine Pleuraergüsse
③ Verdichtungen mit der Basis an der Pleuraoberfläche rund – halbspindelig – keilförmig – wolkig – streifig
④ Gefäßabbrüche in Hilusnähe mit hypovaskularisierten Zonen, ggf. Hilusamputation (Zeichen von Westermark)
⑤ Hyperämie der kontralateralen Lunge
⑥ Dilatation des rechten Ventrikels
⑦ Dilatation der V. azygos und der V. cava superior

eine „Hilusamputation", das Zeichen von Westermark (1938), nachgewiesen werden. Folge der zentral der Gefäßverlegung aufgetretenen akuten pulmonalen Hypertonie sind Erweiterungen der nicht verlegten Pulmonalarterienäste, eine Hyperämie der kontralateralen Lungen bzw. nicht befallener Lungenanteile, eine Dilatation des rechten Ventrikels, evtl. auch des Vorhofs, der V. azygos und der V. cava superior.

Häufigstes, allerdings unspezifisches Zeichen ist der Hochstand des ipsilateralen Zwerchfells mit verminderter Exkursion, auf reduziertes Blutvolumen besonders der Unterlappen zurückzuführen (McDonald et al. 1972). Hämorrhagien, Ödem, Atelektase und Infarzierung sind isoliert oder in unterschiedlicher Kombination die Ursache von Verdichtungen des Lungengewebes, die sich infolge der Gefäßarchitektonik der Lungenarterien in Kegelform äußern mit der Basis an der äußeren oder interlobären Pleuraoberfläche. Der meist stumpfe, zum Hilus weisende Kegel „Hampton's hump", weist typischerweise einen Zwischenraum zwischen Infarktspitze und Hilus auf. Das klassische morphologische Konzept einer konischen Verschattung ist zwar theoretisch korrekt, aber kaum realisiert, da das obere $^1/_3$–$^1/_2$ dieses Konus nicht infarziert ist (Fleischner 1975). Abhängig von den Projektionsbedingungen stellen sich derartige Verschattungen jedoch nur selten typisch keilförmig, sondern vielmehr rund, halbspindelig, wolkig oder streifig dar. Lungeninfarkte bevorzugen die Unterfelder (rechts mehr als links) und gehen meist mit kleinen Pleuraergüssen einher, die sich oft erst mit Aufnahmen in Seitenlage beweisen lassen.

Inkompletter und kompletter Infarkt unterscheiden sich im wesentlichen durch die Geschwindigkeit der Rückbildung, die beim inkompletten Infarkt in wenigen Tagen erfolgen kann, beim kompletten viele Tage beansprucht und Narben, selten auch Kavernen, hinterlassen kann. In der Beurteilung des weiteren Verlaufs gilt das „melting sign" bzw. „Eiswürfelphänomen" als typisch für den Infarktschatten, der sich unter Beibehaltung der äußeren Form verkleinert, während akut-entzündliche Prozesse eine mehr fleckförmige Rückbildung erkennen lassen.

Die Aussagekraft einer Röntgenaufnahme ist wesentlich höher, wenn Vergleichsaufnahmen aus einer Zeit vor der Lungenembolie vorliegen. Mitunter können nach Auftreten einer akuten Herz-Kreislauf-Symptomatik die ursprünglich fehlgedeuteten Zeichen einer „Signalembolie" retrospektiv richtig eingeordnet werden und so zur Diagnosensicherung beitragen. In praxi wird diese Vergleichbarkeit allerdings oft dadurch eingeschränkt, daß bei Eintritt der Lungenembolie oder eines differentialdiagnostisch in Frage kommenden anderen Ereignisses der Allgemeinzustand des Patienten nur eine Bettaufnahme zuläßt.

6.2.5.2 Ergebnisse

Nach Kelley und Elliott (1974) ist die Nativaufnahme in 90% der Fälle mit Lungenembolie auffällig, wobei allerdings nur in 10% der Embolien Infarkte vorliegen; bei den röntgenologisch als infiltrativ imponierenden Veränderungen handelte es sich meist um Hämorrhagien und Ödeme, nicht um echte Infarzierungen im Sinne von Nekrosen.

Nach den Untersuchungen von Dalen et al. (1977) an 124 angiographisch gesicherten Lungenembolien führt eine begleitende Herzinsuffizienz dazu, daß sich aus der embolisch bedingten Hämorrhagie ein Infarkt entwickelt. Pleuraergüsse treten fast nur bei Infarkten (in 29% einseitig, in 18% doppelseitig) auf, ein Zwerchfellhochstand kann sowohl bei Infarkten als auch Embolien ohne Infarkt beobachtet werden.

McDonald et al. (1972) fanden bei 23 Patienten in 44% röntgenologisch typische Veränderungen, zu denen sie eine lokalisierte Oligämie in Verbindung mit lokalisierter Hyperämie anderer Lungenpartien rechnen; in 39% lagen verdächtige Veränderungen vor, die in fokalen Verschattungen durch Infarkt, weichen Verschattungen infolge Ödem sowie in Zwerchfellhochstand und Veränderungen am Herzen bestehen.

Moses et al. (1974) wiesen bei 41 Patienten mit angiographisch gesicherter Lungenembolie in 93% irgendeine Abnormität in der Röntgenthoraxaufnahme nach, am häufigsten in 2- oder 3facher Kombination Pleuraerguß, Infiltrat, Atelektase und einseitigen Zwerchfellhochstand.

Von Schepping und Breddin (1975) wird auf die sog. Fleischner-Linien aufmerksam gemacht, kleine, oft basale Plattenatelektasen, die nie den Interlobärspalt kreuzen und oft nur zu erkennen sind, wenn Aufnahmen in mehreren Ebenen vorliegen. Sie sollen auf vermehrte Sekretion und hämorrhagische Exsudation in den kleinen Bronchien zurückzuführen sein und/oder auf den Verlust des Surfactant-Faktors. Für die Verlaufsbeurteilung wird der Messung des Durchmessers der absteigenden Pulmonalarterie im 8. ICR von diesen Autoren einiger Wert beigemessen; bei Werten über 16 mm (rechts) bzw. 17 mm (links) ist Verdacht auf die Entwicklung einer pulmonalen Hypertonie gegeben.

6.2.5.3 Folgerungen

Eine Röntgennativaufnahme des Thorax ist bei Verdacht auf Lungenembolie in jedem Falle sinnvoll. Bei ihrer Beurteilung sind folgende Merksätze zu berücksichtigen:

1. Ein normales Thoraxröntgenbild schließt eine Lungenembolie nicht aus; besonderes Gewicht erlangt ein normaler Befund in Verbindung mit einem Lungenszintigramm.
2. Zeichen einer Oligämie in den befallenen und Hyperämie in den nicht befallenen Lungenabschnitten sowie typische Änderungen der Herzkonfiguration weisen auf massive Lungenembolie hin, sind jedoch auch dabei keineswegs obligat.
3. Ein- oder doppelseitige Pleuraergüsse, vorwiegend basal lokalisierte Verschattungen durch Infiltrate oder Atelektasen lassen an weiter peripher lokalisierte Lungenembolien denken.
4. Wesentliche Bedeutung kommt der Lungenaufnahme beim akut Erkrankten zum Ausschluß anderweitiger Ursachen (Lungenödem, foudroyante Pneumonie, Pneumothorax, Perikardtamponade, dissezierendes Aortenaneurysma, massiver Pleuraerguß u. a.) zu.
5. Zur Verlaufsbeurteilung ist eine unter vergleichbaren Bedingungen angefertigte Röntgenaufnahme wertvoll.
6. Die Sicherheit des Embolienachweises im konventionellen Röntgenbild steigt mit zunehmender Größe des verschlossenen Gefäßabschnittes, der Güte der beurteilbaren Aufnahmen sowie evtl. vorhandenen Vergleichsbildern, und sinkt mit vorbestehender Herzinsuffizienz, Lungenstauung, Bronchopneumonie und Atelektase.

6.2.6 Computertomographie

6.2.6.1 Grundlagen

Gegenüber der Röntgennativaufnahme besitzt die Computertomographie den Vorteil besserer Kontrastierung unterschiedlich dichter Strukturen und besserer räumlicher Zuordnung. Mit dieser Methode können bei Lungenembolien nach Sinner (1978a) folgende Befunde erhoben werden:

1. Als Ausdruck der Gefäßverlegung und der daraus resultierenden pulmonalen Hypertonie stellen sich die peripheren *Gefäße* schmal, die zentralen Gefäße erweitert dar. Die Gefäßverteilung kann unregelmäßig erscheinen.
2. Als Folge von Attenuierungsveränderungen des *Parenchyms* entstehen (Abb. 5) trianguläre, keilförmige oder stumpfkegelförmige Veränderungen, deren Basis an eine periphere oder interlobäre Oberfläche grenzt und deren Spitze zum Hilus weist. Ein abge-

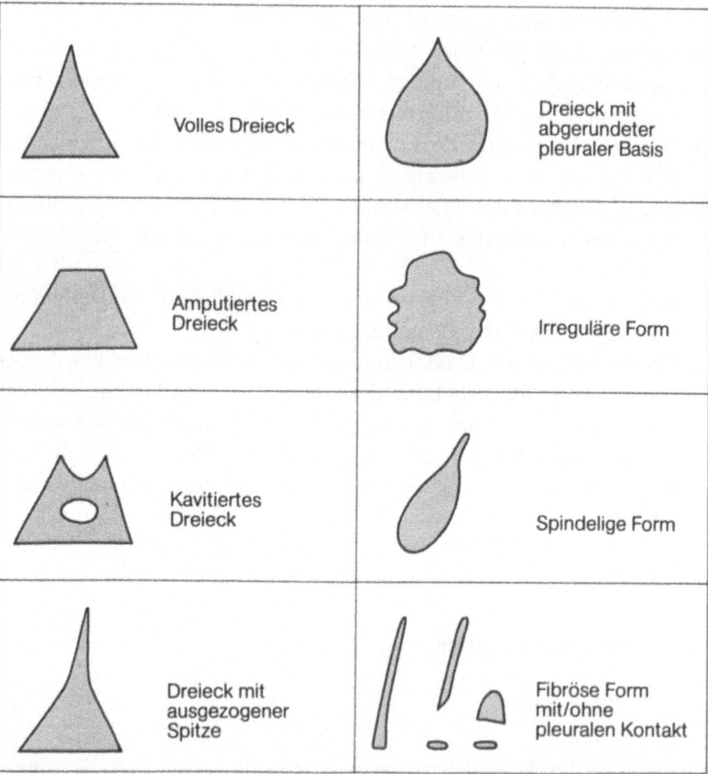

Abb. 5. Computertomographische Befunde bei Lungenembolie. (Mod. nach Sinner 1978)

stumpfter Keil entsteht, wenn die Spitze des Keils noch von Kollateralen her durchblutet wird.

3. Veränderungen der *Pleura* können auf Ergüssen oder Narben beruhen.

6.2.6.2 Ergebnisse

Bei 14 Fällen mit gesicherter Lungenembolie, die im akuten Zustand röntgennegativ waren, fand Sinner (1978b) im Computertomogramm eindeutige Veränderungen des Lungenparenchyms, der Gefäße und der Pleura.

6.2.6.3 Folgerungen

Wo eine Computertomographie der Lungen möglich ist, sollte sie insbesondere bei Verdacht auf Lungeninfarkt eingesetzt werden. Als nichtinvasives Verfahren ist es zur Verlaufs- und Therapiekontrolle gut geeignet.

6.2.7 Lungenszintigraphie

6.2.7.1 Grundlugen

Zur *Perfusionsszintigraphie* der Lungen werden 10–40 µm große Humanalbuminmikrospheren intravenös injiziert, die mit 1–5 mCi des kurzlebigen Nuklids ^{99m}Tc markiert sind. Die Benutzung von ^{131}J-Humanalbuminmakroaggregaten ist inzwischen weitgehend verlassen. Von den pro Injektion verabfolgten 100000–300000 Partikeln wird etwa jede 10000ste Kapillare blockiert. Über normal perfundiertem Lungengewebe kann mit einem scanner, einer Szintigraphiekamera oder ggf. mit einer mobilen γ-Kamera eine homogene Strahlung registriert werden. Da sich die Partikel in den Lungenkapillaren mit einer Halbwertszeit von etwa 3 h auflösen, sind nach einem Tag praktisch keine markierten Partikel mehr in der Lunge nachweisbar. Die Strahlenbelastung beträgt nach Schicha und Emrich (1979) für den ganzen Körper 35 mrem, für die Gonaden 40 mrem, für die Schilddrüse (ohne Blockade) 400 mrem und für die Lungen 900 mrem.

Die Aufnahmen sollten in mindestens 4 Sichten (ventral, dorsal, rechts-lateral, links-lateral), ggf. auch in schrägen Projektionen angefertigt werden.

Perfusionsausfälle lassen sich mit dieser Methode nachweisen, wenn ihr Durchmesser 3 cm oder mehr beträgt. Von einer primären Perfusionsstörung spricht man, wenn diese durch eine embolische Gefäßverlegung bedingt war; sekundäre Perfusionsminderungen treten bei andersartigen Lungenveränderungen (Pneumonie, Bronchusstenose mit Atelektase u. a.) auf und sind über den von Euler-Liljestrand-Mechanismus (Vasokonstriktion im Gebiet alveolärer Hypoxie) zu verstehen.

Primäre Perfusionsminderungen zeigen eine der Gefäßversorgung entsprechende Begrenzung der Ausfälle, sekundäre Perfusionsminderungen sind meist nicht segmentär begrenzt. Eine weitere Differenzierung ist durch die Verlaufskontrolle möglich: Primäre Perfusionsminderungen lassen nach einigen Tagen eine deutliche, sekundäre Perfusionsminderungen keine wesentliche Rückbildung erkennen.

Zur Quantifizierung der Perfusionsdefekte werden von Biello et al. (1974) folgende Kriterien vorgeschlagen:

- klein: weniger als 25%   ⎫
- mäßig: 25–75%   ⎬ des Volumens eines anatomischen Segmentes.
- groß: mehr als 75%   ⎭

Die an sich zur Abgrenzung sekundärer Perfusionsminderung sehr zweckmäßige *Ventilationsszintigraphie* mit ^{133}Xe (Fridrich 1978) ist wegen des sehr hohen technischen Aufwands, den sie erfordert, nur an speziell dafür eingerichteten Zentren möglich; überdies ist das kurzlebige Radionuklid nicht ständig verfügbar.

Nachteile der Perfusionsszintigraphie sind neben begrenztem Auflösungsvermögen und begrenzter Spezifität die Schwierigkeit des Nachweises residualer Perfusionsdefekte und die Tatsache, daß bei zentral nicht vollständiger Gefäßverlegung ihr volles Ausmaß nicht erkannt werden kann. Infolge spontaner Lysevorgänge nimmt innerhalb weniger Tage die Nachweiswahrscheinlichkeit von Lungenembolien mit dieser Methode ab. Obgleich eine nennenswerte hämodynamische Belastung durch die Blockade einiger Lungenkapillaren nicht eintritt, wird zur Zurückhaltung bei manifester Rechtsherzinsuffizienz geraten.

48

Direkte Verfahren zur *szintigraphischen Markierung* des Embolus,
z. B. durch Einbau von ^{123}J-Fibrinogen oder ^{111}In-Thrombozyten,
sind noch in klinischer Erprobung (Müller-Brand et al. 1980). Ähnliches gilt für die Darstellung embolisierter Lungenbezirke durch inhaliertes, mit ^{15}O markiertes CO_2, das sich im Blut distal einer Lungenembolie anreichert (Nichols et al. 1978).

6.2.7.2 Ergebnisse

Die Treffsicherheit der Perfusionsszintigraphie wird von Pabst und
Buttermann (1980), gemessen an der Pulmonalangiographie als Referenzmethode, aus 7 Publikationen mit insgesamt 374 Patienten mit
71,1% errechnet, ihre Sensitivität mit 99% angegeben. Ihre Spezifität von 33% kann nach diesen Autoren auf Werte nahe 100% gehoben werden, wenn

1. der szintigraphisch nachgewiesene Perfusionsdefekt keilförmig mit
   segmentaler oder lobärer Zuordnung ist,
2. auf einem aktuellen Röntgenbild an topographisch korrespondierender Stelle keine Belüftungsstörung vorliegt,
3. im Inhalationsszintigramm an korrespondierender Stelle eine unauffällige Ventilation nachgewiesen wird (Tabelle 5) und
4. in Verlaufskontrollen des Perfusionsszintigramms eine (partielle)
   Revaskularisation und/oder neue Perfusionsdefekte auftreten.

Bei 41 angiographisch gesicherten Fällen mit akuter Lungenembolie ergab
das Lungenszintigramm nach den Untersuchungen von Moses et al. (1974)
35mal eine hohe, 4mal eine geringe Wahrscheinlichkeit für eine Lungenembolie, einmal sprach es für eine andersartige Erkrankung; nur einmal fiel es
normal aus. Bei 59 Patienten, die angiographisch keine Embolie hatten, war
szintigraphisch 50mal eine geringe Wahrscheinlichkeit für eine Lungenembolie bzw. ein anderer oder ein Normalbefund angenommen worden. Aus dem
Vergleich mit Pulmonalangiographien und Röntgenthoraxaufnahmen errechnete sich der Vorhersagewert eines negativen Lungen-scan mit 86%, der
eines positiven mit 80% und die Genauigkeit der Untersuchung (d. h. richtig
positiver Befund + richtig negativer Befund, bezogen auf die Gesamtzahl der
Untersuchungen) mit 84%.
Linton et al. (1971) fanden bei 48 komplett untersuchten Fällen in 94% eine
Übereinstimmung zwischen Lungenszintigraphie und Pulmonalangiographie;
bei 54% der pathologischen Szintigramme wurden allerdings andere als embolische Prozesse gefunden.

Tabelle 5. Lungenperfusionsszintigramm in Beziehung zum Ventilationsszintigramm und Röntgenthoraxbefund bei pulmonalangiographisch gesicherter Lungenembolie. Die in Klammern angegebenen Zahlen geben die Anzahl der Patienten mit Lungenembolie wieder. Größe des Perfusionsdefektes: klein <25%, mäßig = 25–75% und groß > 75% des Volumens eines anatomischen Segments. Patholog. Röntgenthoraxbefund: *A* Perfusionsdefekt kleiner als der röntgenologische Befund, *B* Perfusionsdefekt gleich groß wie der röntgenologische Befund; *C* Perfusionsdefekt größer als der röntgenologische Befund. (Nach Biello et al. 1979)

Größe des Perfusionsdefekts		Normales Ventilationsszintigramm + normaler Röntgenthoraxbefund		Patholog. Ventilationsszintigramm + normaler Röntgenthoraxbefund		Pathologischer Röntgenthoraxbefund		
Klein	1	7	(0)	1	(0)	A	13	(1)
	≧2	12	(0)	3	(0)			
Mäßig	1	3	(1)	9	(1)			
	≧2	17	(15)	8	(0)	B	44	(12)
Groß		9	(9)	5	(1)			
						C	15	(13)
Summe		48	(25) =52%	26	(2) =7,7%		72	(26) =36%

Zu ähnlichen Ergebnissen kamen Poulose et al. (1970) aufgrund vergleichender Untersuchungen an 71 Patienten mit Verdacht auf Lungenembolie. Bei 24 Patienten mit szintigraphisch typischem Befund bestätigte sich dieser in 18 Fällen (75%) im Angiogramm; bei 28 Patienten mit atypischen, nicht segmentalen Perfusionsdefekten ergab die Pulmonalisangiographie nur 7mal (25%) Embolien. Zwölf Fälle mit normalem Lungen-scan waren auch angiographisch emboliefrei.

Über erste klinische Erfahrungen mit der direkten Darstellung der Embolie mit ^{111}In-markierten Thrombozyten berichteten Müller-Brand et al. (1980).

6.2.7.3 *Folgerungen*

1. Die Lungenperfusionsszintigraphie sollte, da sie einfach, nichtinvasiv und relativ kostengünstig ist, *bei jedem Verdacht* auf Lungenembolie *frühzeitig* eingesetzt werden. Sie ist wegen ihrer

hohen Sensitivität auch als Suchmethode nach klinisch stummen Embolien geeignet. Ihre relativ geringe Spezifität macht eine Beurteilung im Zusammenhang mit Anamnese, klinischem Befund und Röntgennativaufnahme des Thorax nötig.

2. Ein *negatives Lungenperfusionsszintigramm* schließt eine hämodynamisch bedeutsame Lungenembolie mit weitgehender Sicherheit (über 90% Wahrscheinlichkeit) aus. Einschränkungen gelten für die retrokardiale Region.

3. Ein *positives Lungenperfusionsszintigramm* ist *bei normaler Röntgenthoraxaufnahme* in hohem Grade auf eine Lungenembolie verdächtig. Zur Deutung pathologischer Lungen-scan ist der Vergleich mit vorher, z. B. präoperativ angefertigten Aufnahmen wertvoll (Dorr et al. 1979). In Zweifelsfällen ist eine gezielte arteriographische Darstellung einiger Segmentarterien angebracht (Wagner u. Strauss 1975).

4. Ein *positives Lungenperfusionsszintigramm* läßt *bei pathologischem Lungenbefund* in der Röntgenthoraxaufnahme eine sichere Aussage nicht zu. Eine weitere Klärung kann hierbei nur durch Inhalationsszintigraphie oder Pulmonalisangiographie erfolgen. Ist der Perfusionsdefekt kleiner als die röntgenologische Veränderung (Tabelle 5), so ist eine Lungenembolie sehr wenig wahrscheinlich (7,7%), bei gleicher Größe von Perfusionsdefekt und röntgenologischer Veränderung beträgt die Wahrscheinlichkeit 27%, und ist der Perfusionsdefekt größer als die röntgenologische Veränderung, so ist eine Lungenembolie mit 87% Wahrscheinlichkeit anzunehmen (Biello et al. 1979).

6.2.8 Pulmonalangiographie

6.2.8.1 Grundlagen

Zur angiographischen Darstellung der Lungenarterien wird Kontrastmittel über einen transvenös eingeführten Katheter in den Stamm der Pulmonalarterie oder in den rechten Vorhof, in besonders dringenden Fällen auch beidseits über die Vv. cubitales (je 40–50 ml in 2 s) injiziert. Gegebenenfalls kann zur selektiven Darstellung die Kontrastmittelinjektion in den rechten oder linken Pulmonalarterienstamm, bei gezielter Fragestellung auch superselektiv, ggf. mit Vergrößerungstechnik, in Lappenarterien oder ihre Äste erfolgen. Bei Injektion in den rechten Vorhof oder die V. cava superior überdeckt das Kontrastmittel mediale Teile der rechten Lungenarterie, bei Injektion in den rechten Ventrikel, die ventrikuläre Extrasystolen mit Verzögerung der Kammerentleerung hervorrufen kann, überlagert es Teile des linken Unterlappens (Johnson et al. 1973). Grosser (1978) weist auf die Möglichkeit hin, den zur Angiographie benutzten Ballonkatheter im Krankenbett anhand der Druckmessungen zu lokalisieren; bei Druckwerten über 60 mmHg empfiehlt er die Kontrastmittelinjektion vom rechten Vorhof aus.

Zunächst sind Aufnahmen in Rückenlage des Patienten angebracht. Routinemäßig sollten 3 Aufnahmen/s über 4 s und 2 Aufnahmen/s über weitere 4 s angefertigt werden (Johnson et al. 1978). Eine bessere Übersicht über das linksseitige Gefäßsystem bietet die rechtsposteriore Schräglage (20–30°); für die rechte Lunge ist die linksposteriore Schrägposition (15°) geeigneter.

Auf eine Lungenembolie weisen nach Felix (1978) folgende in Abb. 6 synoptisch dargestellte Befunde hin:

1. Direkte Zeichen:

   a) direkte Darstellung der Thrombusrückseite („trailing edge"),

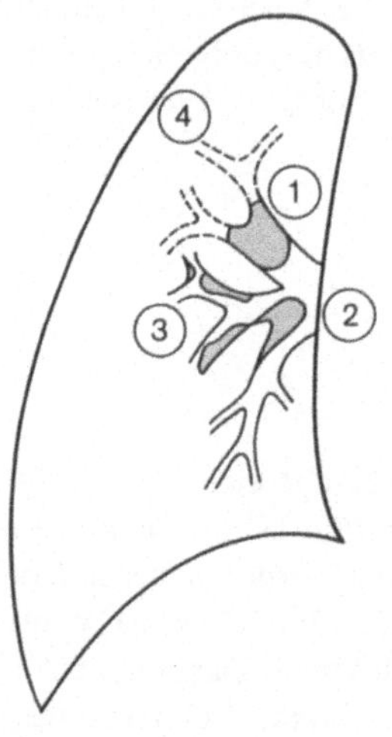

Abb. 6. Pulmonalangiographische Befunde bei Lungenembolie. (Aus Heinrich 1976)
Beweisend
① Füllungsabbruch
② Füllungsdefekt
Vieldeutig
③ Kaliberschwankungen
④ Oligämie
⑤ Asymmetrische Anfärbung und örtliche Blutstromverlangsamung

b) umschriebene intravasale mittel- oder randständige Füllungsdefekte,

c) kompletter Gefäßverschluß mit scharfer Kaliberunterbrechung
und fehlender Darstellung distaler Abschnitte. Dieser Befund
kann durch andere Prozesse (infiltrierender Tumor) hervorgerufen werden.

2. Indirekte Zeichen, die nicht beweisend für eine Embolie sind:

a) umschriebene Transparenzsteigerung infolge zentralen Ver-
schlusses und verminderter Perfusion der peripheren Lungengefäße,

b) Verlängerung der arteriellen Phase infolge peripherer Widerstandserhöhung,

c) asymmetrische Lungengefäßfüllung,

d) stärker gewundene Gefäße in der Peripherie.

White et al. (1980) unterstreichen die exzellente Sensitivität und
Spezifität der angiographischen Diagnostik der Lungenembolie.

Zur Quantifizierung der erhobenen Befunde und zur Beurteilung des
spontanen bzw. therapeutisch beeinflußten Verlaufs hat sich der von
Miller et al. (1971) angegebene score (Abb. 7) bewährt.

Eine Lungenembolie gilt nach Bell et al. (1977) als

– *massiv,* wenn Füllungsdefekte oder Obstruktionen in 2 oder mehr
Lappenarterien, entsprechend einem score von über 17, vorliegen,
und als

– *submassiv,* wenn weniger als 2 Lappenarterien (oder ihre Äquiva-
lente) betroffen sind.

Diskrepanzen zwischen angiographischen und hämodynamischen
Befunden können auf einer sehr weit peripher gelegenen, angiographisch nicht darstellbaren Lumenverlegung beruhen, doch trifft dies
nur für sehr wenige Patienten zu (McDonald et al. 1972).

Bei Mitralklappenfehlern oder anderen Veränderungen mit postka-
pillärer pulmonaler Hypertonie versagen einige diagnostische Kriterien der Lungenembolie, deren Diagnose sich dann hauptsächlich auf
direkte Zeichen stützten muß (Fleischner 1966).

Im allgemeinen wird die Pulmonalisangiographie auch von schwerer
Kranken gut toleriert. Sie ist jedenfalls weniger gefährlich als eine
fälschlicherweise durchgeführte Operation.

In einigen Fällen kann die Pulmonalangiographie zur Verschlechterung der hämodynamischen Situation führen, die jedoch meist phar-

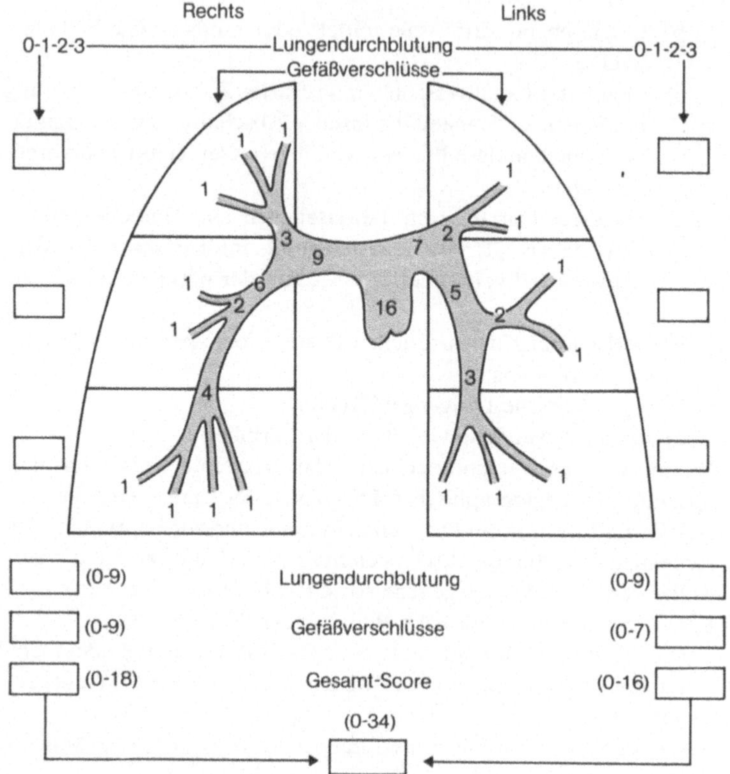

Abb. 7. Schema zur Quantifizierung der Schwere einer Lungenembolie anhand des pulmonalangiographischen Befundes (Mod. nach Miller et al. 1971) *Bewertung der Lungendurchblutung:* 0 = normal, 1 = gering vermindert, 2 = stark vermindert, 3 = fehlend

makologisch beherrscht werden und nur selten zur Notoperation wegen Herzstillstandes zwingen kann (Kieny et al. 1978). Da das Kontrastmittel eine periphere Vasodilatation und bei kritisch begrenztem Herzzeitvolumen dadurch ungünstige Reaktionen hervorrufen kann, empfiehlt Miller (1972) die Kontrastmittelmenge auf 0,5–0,75 ml/kg zu begrenzen. Nach Oakley (1970) kann 0,4 mg Adrenalin, unmittelbar vor der Kontrastmittelinjektion über den Katheter injiziert, diese periphere Vasodilatation vermeiden.

6.2.8.2 Befunde

McDonald et al. (1972) fanden bei 23 eingehend klinisch und hämodynamisch untersuchten Fällen pulmonalangiographisch eine durchschnittliche Verlegung der Lungenstrombahn von 53,4%; im einzelnen wurde eine Sattelembolie in 3, eine totale oder subtotale Verlegung eines Hauptastes in 4 Fällen, eine partielle Verlegung eines bzw. beider Hauptäste in je 5 und eine Verlegung lobärer oder distaler Äste in 6 Fällen nachgewiesen.

Durch zusätzliche Schrägprojektionen konnten Johnson et al. (1973) in 28 von 34 Fällen (82%) zusätzliche Informationen erhalten: 14mal wurde eine vermutete Lungenembolie bestätigt, 14mal ausgeschlossen.

In den Befunden von Dalen et al. (1977) bestätigte sich, daß bei Patienten mit Lungeninfarkten die distalen Äste der Lungenstrombahn betroffen sind und bei Patienten mit Embolie, aber ohne Infarkt der Befall ausgedehnter war und mehr zentrale Partien betraf.

6.2.8.3 Folgerungen

Die hohe Sensitivität und Spezifität der Pulmonalangiographie (White et al. 1980) rechtfertigt ihren Einsatz:

1. zur Sicherung der Diagnose und
2. zur Erkennung des Ausmaßes einer Lungenembolie.

Im Regelfall dienen klinische Befunde, Röntgennativaufnahme und Perfusionsszintigraphie zur Planung der Angiographie (Moses et al. 1974) (Tabelle 6). Bei eingetretenem Schock ist auf diese Voruntersuchungen zu verzichten und die Pulmonalisangiographie als entscheidende diagnostische Maßnahme vorzuziehen, sofern eine Lungenembolie in ernsthafte Erwägung gezogen wird. Nur bei praktisch sicherer Diagnose und bereits eingetretenem, nicht rasch behebbarem Herzstillstand sollte auf die Pulmonalisangiographie verzichtet werden, um nicht durch Zeitverzug die Chancen einer Notoperation zu vermindern (s. Abschnitt 7.1).

Ein *normaler angiographischer Befund* (einschließlich selektiver und ggf. superselektiver Darstellung verdächtiger Bezirke) läßt klinisch signifikante Embolien ausschließen, wenn die Angiographie 24–48 h nach Symptombeginn durchgeführt wurde (Novelline et al. 1978).

Bei späterer Ausführung muß u. U. schon mit partieller, spontaner Lyse der Embolie gerechnet werden.

Pathologische Befunde sollten den folgenden Kategorien zugeordnet werden:

- frische Lungenembolie,
- alte (organisierte) Lungenembolie,
- andere Veränderungen der Lungengefäße.

Die Angabe des Score-Wertes nach Miller (1971) (Abb. 7) ist wünschenswert.

Tabelle 6. Indikation zur Pulmonalangiographie in Abhängigkeit von den Befunden des Perfusionsszintigramms und der Röntgenthoraxaufnahme. (Mod. nach Moses et al. 1974)

Befund		Anteil der Pat. mit angiograph. nachgewiesener Lungenembolie	Empfehlungen für die Indikation zur Pulmonalangiographie
im Perfusionsszintigramm	im Röntgenthoraxbild (Emboliezeichen)		
Normal	Keine	1[a]/8	
Niedrige Wahrscheinlichkeit oder unspezifischer Befund	Keine	0/18	Angiographie im allgemeinen nicht notwendig
Hohe Wahrscheinlichkeit	Mindestens 1 Zeichen	7/32	Angiographie sollte zur Sicherung der Diagnose und Quantifizierung durchgeführt werden
	Keine	4/8	
	Nur 1 Zeichen	16/21	
	2 oder mehr Zeichen	17/17	Diagnose hinreichend sicher; Angiographie ratsam vor Fibrinolyse, notwendig vor Embolektomie
Irgendwelche Abweichung	Kardiomegalie oder Linksherzinsuffizienz	7/15	Angiographie im allgemeinen notwendig

[a] Nachweis eines einzelnen, kleinen Embolus

6.2.9 Hämodynamische Befunde

6.2.9.1 Grundlagen

Da die Lungenembolie eine Gefäßverlegung in einem Hauptstromgebiet des Kreislaufs bewirkt, muß sie zu einer Widerstandserhöhung und zu einem mehr oder weniger starken Anstieg des Drucks im kleinen Kreislauf führen. Eine Widerstandserhöhung in einem Teil des Lungenkreislaufs kann durch Gefäßdilatation in nicht betroffenen, gesunden pulmonalen Gefäßabschnitten in einem weiten Bereich kompensiert werden. Erst wenn diese akut verfügbaren Kompensationsvorgänge ausgeschöpft sind, steigt der pulmonal-arterielle Druck an. Der in der Pulmonalarterie gemessene Druck hängt außerdem von der Kraft des rechten Ventrikels ab; ist diese z. B. durch Hypoxie herabgesetzt, läßt der pulmonal-arterielle Druck nicht auf das Ausmaß der vorhandenen Widerstandserhöhung schließen. Dann steigt als Folge der hypoxisch bedingten rechtsventrikulären Insuffizienz der rechts-atriale Druck an.

Einer Messung relativ einfach zugänglich sind die Drucke

1. in der Pulmonalarterie (PA),
2. im rechten Ventrikel (RV),
3. im rechten Vorhof (RA),
4. in den zentralen Venen (ZVD),
5. im arteriellen System, z. B. der Arteria brachialis (BA).

Mittels Thermodilutionsmethoden ist meßbar:

6. das Herzzeitvolumen, aus dem sich der cardiac index (CI) in l/min/m^2 und unter Berücksichtigung der Herzfrequenz auch der
7. Schlagvolumenindex in ml/m^2 berechnen läßt.

Als weitere rechnerische Werte ergeben sich

8. der totale Lungenwiderstand als $\dfrac{\overline{PA}}{CI}$ und

9. der systemische Gefäßwiderstand als $\dfrac{\overline{BA} - \overline{RA}}{CI}$.

Die Messung der Druckwerte wird im Regelfall anläßlich der Pulmonalisangiographie durchgeführt und muß vor der Kontrastmittelinjektion vorgenommen werden.

Als massiv gilt eine Lungenembolie dann, wenn der pulmonal-arterielle Mitteldruck auf über 30 mmHg angestiegen ist. Wesentlich höhere Druckwerte können von einem daran nicht adaptierten rechten Ventrikel nicht bewältigt werden; sie weisen auf eine chronische Drucksteigerung im kleinen Kreislauf hin, auf die der rechte Ventrikel bereits mit einer Hypertrophie reagiert hat.

Wenn im system-arteriellen und pulmonal-arteriellen Kreislauf gleiche Druckwerte (um 30 mmHg) vorhanden sind, tritt im allgemeinen ein Atemstillstand ein (Ulmer et al. 1978).

6.2.9.2 Befunde

McDonald et al. (1972) konnten bei 23 Patienten mit Lungenembolie die in Tabelle 7 niedergelegten Werte messen.

Tabelle 7. Hämodynamische Befunde bei 23 Patienten mit Lungenembolie. (Nach McDonald et al. 1972)

Parameter	Normal	20 Patienten ohne Schock	3 Patienten mit Schock	Dimension
Mitteldruck in der Brachialarterie	100	91,9 ±21,6	80,0 ±12,2	mmHg
Mitteldruck in der Pulmonalarterie	10	26,5 ± 7,0	30,0 ± 7,0	mmHg
Mitteldruck im rechten Vorhof	0	9,1 ± 3,1	12,5 ± 0,7	mmHg
Cardiac index	> 2,5	2,7 ± 0,8	1,4 ± 0,2	l/min/m^2
Totaler Lungenwiderstand	3	6,01± 2,3	11,53± 2,9	mmHg/l/min/m^2
Systemischer Gefäßwiderstand	20	17,0 ± 6,9	26,7 ± 3,9	mmHg/l/min/m^2
Herzfrequenz	60–90	113 ±11,3	119,4 ± 9,3	min^{-1}
Schlagvolumen-index	35	23,9 ± 7,2	12,0 ± 1,0	ml/m^2

Ellis und Steele (1976) erhoben durch quantitative Radiokardiographie mit 1,0 mCi ^{113m}In bei massiver Lungenembolie die in Tabelle 8 dargestellten Befunde.

Tabelle 8. Hämodynamische Befunde bei massiver pulmonaler Embolie, erhoben mittels quantitativer Radiokardiographie. (Nach Ellis u. Steele 1977)

Parameter	Gesunde	Lungenembolie überlebt	verstorben	Dimension
n	29	19	18	
Cardiac index	3,47±0,08	2,87±0,15	1,88±0,15	l/min/m²
Lungen-Blutvolumen-Index (PBVI)	310±5	201±15	168±17	ml/m²
Gesamt-Blutvolumen-Index (TBVI)	2,82±0,04	3,03±0,08	2,92±0,07	l/m²
Quotient $\frac{\text{PBVI}}{\text{TBVI}}$	11,1±0,10	6,59±0,44	6,59±0,44	%
Grad der Gefäßobstruktion (angiographisch oder szintigraphisch)		20–70	(n = 6) 25–75	%

6.2.9.3 Folgerungen

Hämodynamische Messungen sollten zur Beurteilung des Schweregrades einer Lungenembolie und zur Erkennung komplizierender pulmonaler oder kardialer Erkrankungen – wo immer möglich – durchgeführt werden.

Die pulmonal-arteriellen Druckwerte liefern i. allg. ein gutes Maß für die Schwere der hämodynamischen Belastung des rechten Ventrikels, stark überhöhte Druckwerte sind allerdings nicht mit der Annahme einer akuten, einmaligen Lungenembolie zu vereinbaren.

6.2.10 Zusammenfassende Übersicht über das diagnostische Vorgehen

Mit der Diagnose Lungenembolie können klinisch erheblich unterschiedliche Bilder und Verlaufsarten gemeint sein. Die Skala reicht von der klinisch unbemerkten Mikroembolie bis zum foudroyanten, in wenigen Minuten zum Tode führenden Ereignis. Auf dieser Vielfalt beruhen die Schwierigkeiten einer einheitlichen Darstellung des diagnostischen Procedere.

Stets ist die Entscheidung über Auswahl und Reihenfolge diagnostischer Verfahren primär von klinischen Befunden abhängig (Tabelle 9). Bei schwerer Beeinträchtigung des Patienten müssen neben den diagnostischen Bemühungen bereits auch therapeutische Maßnahmen einsetzen. Wenn ich im folgenden 4 Gruppen von Patienten unterscheide, bin ich mir der Problematik eines solchen – willkürlichen – Einteilungsversuchs durchaus bewußt. Durch Hinzutreten einer weiteren Embolie kann sich augenblicklich das Befinden des Patienten ganz entscheidend ändern und zu rascher Umstellung des diagnostischen Procedere zwingen.

Tabelle 9. Diagnostische Maßnahmen bei Verdacht auf Lungenembolie in Abhängigkeit vom Zustand des Patienten

Zustand des Patienten	I Keine oder geringe Beeinträchtigung	II Deut- liche	III Schock, schwere	IV Schwerster Schock, Herzstill- stand
Klinische Untersuchung	+	+	+	
Laborchemische Befunde	+	+	+	
Blutgasanalyse	+	+	+	zunächst
Elektrokardiogramm	+	+	+	Notfall-
Röntgenthoraxaufnahme	+	+	+	therapie,
Ultraschallechokardiographie	+	+	+	
Lungenszintigraphie	+	+	−	danach evtl.
Pulmonal-arterielle				Diagnostik
Druckmessung	(+)	+	+ +	der Stufe III
Lungenangiographie	(+)	+	+ +	
Phlebographie der Beine	(+)	+	−	

+ + dringend indiziert, + indiziert, (+) i. a. nicht indiziert, − kontraindiziert

1. Beim *wenig* oder gar nicht *beeinträchtigten Patienten,* bei dem der Verdacht auf eine Lungenembolie aus einer flüchtigen Kreislauf-

synkope, einem flüchtigen atemsynchronen Thoraxschmerz oder einer zufällig röntgenologisch entdeckten Lungenverschattung erwächst, sind selbstverständlich eingehende klinische, laborchemische und blutgasanalytische Untersuchungen durchzuführen sowie ein EKG anzufertigen. Diese Untersuchungen werden dabei allerdings kaum pathologische Befunde erbringen, ggf. aber andere Ursachen aufdecken können. Ergiebiger ist das Perfusionsszintigramm, das – nach Möglichkeit – mit einem Inhalationsszintigramm kombiniert werden sollte. Sein negativer Ausfall macht eine Angiographie im Regelfalle überflüssig. Auch bei eindeutig pathologischem Ausfall des Lungenszintigramms ist im allgemeinen eine pulmonale Angiographie nicht erforderlich, da eine pulmonale Embolektomie oder eine Thrombolysebehandlung bei klinisch kaum beeinträchtigtem Befinden nicht in Frage kommen. Läßt die Szintigraphie allerdings Zweifel offen, sollte eine Angiographie zur zweifelsfreien Sicherung der Diagnose angestrebt werden.

Bei nachgewiesener Lungenembolie ist eine Phlebographie zum Nachweis der Emboliequelle, zur Abschätzung des Rezidivrisikos und zur Entscheidung über die Art der sekundären Emboliephylaxe gerade bei diesen kaum beeinträchtigten Patienten ratsam (Corrigan et al. 1974).

Ob bei diesen klinisch leichten Fällen schon während der Diagnostik eine Heparingabe gerechtfertigt ist, hängt einerseits vom Gewicht der Verdachtssymptome und andererseits von den Risiken einer evtl. Heparingabe im konkreten Einzelfall ab (Mlczoch et al. 1979). Auf jeden Fall sind bis zum Ausschluß einer evtl. Lungenembolie alle diagnostischen Verfahren – insbesondere Transport und Lagerung des Patienten – so schonend durchzuführen, daß eine Mobilisation evtl. vorhandener, weiterer Thromben nach Möglichkeit verhindert wird. Dies trifft insbesondere für die Phlebographie zu, die zwar per se kein erhöhtes Embolierisiko beinhaltet; der Weg des Patienten vom Krankenbett zum Röntgentisch und zurück erscheint mir jedoch – bei vorhandener frischer Venenthrombose – nicht ungefährlich.

2. Liegt eine *schwerere Beeinträchtigung* des Patienten mit thorakalen Schmerzen und/oder Dyspnoe, jedoch noch ohne klinische Zeichen des Schocks vor, so sollten die genannten nichtinvasiven

diagnostischen Methoden in erster Linie unter dem Aspekt des differentialdiagnostischen Ausschlusses anderer Ursachen zügig durchgeführt werden. Ergibt die Lungenszintigraphie einen für Embolie verdächtigen oder beweisenden Befund, so ist eine invasive Diagnostik anzuschließen, die nach Möglichkeit eine Druckmessung in der Lungenstrombahn und auf alle Fälle eine Lungenangiographie beinhalten sollte. Die dabei erhaltenen Befunde werden zusammen mit der Blutgasanalyse die Entscheidung über die einzuschlagende Therapie treffen lassen.

Bis zum Ausschluß einer Embolie ist bei diesen Patienten m. E. eine Heparinbehandlung dringend in Erwägung zu ziehen. Sie stellt keine Behinderung der von einer peripheren Vene aus durchzuführenden Katheterisierung der Lungenarterie dar; eine Punktion der V. subclavia allerdings sollte unter voller Antikoagulation nur im Notfall vorgenommen werden.

Gegebenenfalls muß über die Verlegung des Patienten in eine Klinik mit den Einrichtungen zur weiteren Diagnostik entschieden werden (Tabelle 10); diese Entscheidung sollte nicht ohne zwingenden Grund hinausgeschoben werden. Für raschen schonenden Transport und Information der übernehmenden Klinik ist Sorge zu tragen.

3. Bei *schwerer Beeinträchtigung* des Patienten mit klinischem Schocksyndrom darf keine Zeit mit aufwendiger nichtinvasiver Diagnostik vergeudet und nicht der eine Schritt vom anderen abhängig gemacht werden.

Laborchemische, blutgasanalytische und EKG-Befunde müssen sozusagen auf dem Weg in die Röntgenabteilung erhoben werden. Eine Lungenszintigraphie ist bei Vorliegen eines Schocks i. allg. zeitlich zu aufwendig und kann nur in Ermangelung einer pulmonal-angiographischen Einrichtung vertreten werden, wenn es gelang, die Schocksymtomatik zu beseitigen, d. h. den Patienten in die Stufe 2 zu verbringen.

Eine Lungenangiographie darf nur dann unterlassen werden, wenn rasch eine andere Ursache des Schocks (Herzinfarkt, septischer oder Blutungsschock) oder eine andere Erklärung für die respiratorische Insuffizienz nachgewiesen werden konnte. Sie gilt als weniger gefährlich als eine fehlindizierte aggressive Therapie (Petrovskij 1977).

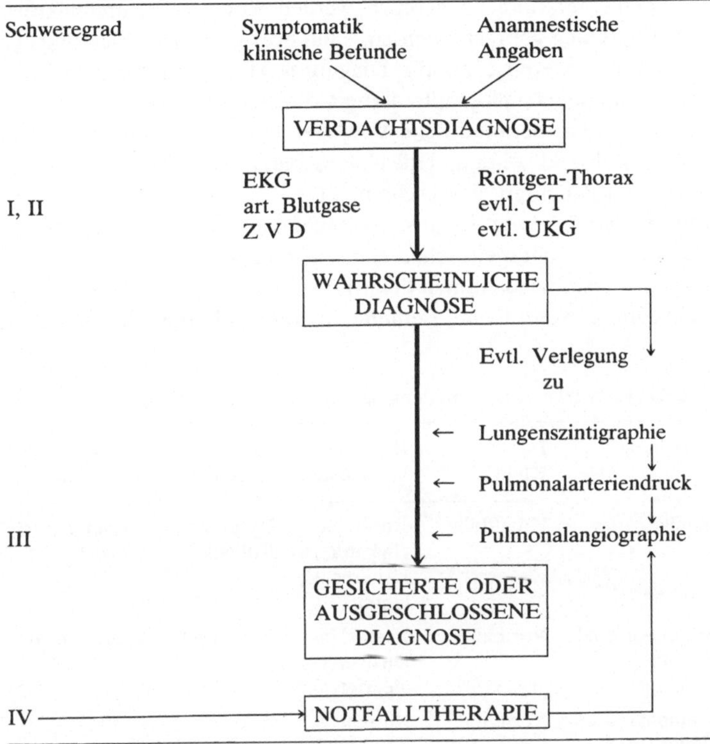

Die schwere Beeinträchtigung des Patienten macht nach Sicherung eines venösen Zugangs bereits eine Allgemeintherapie des Schocks (O_2-Atmung, Azidoseausgleich, Sedierung, Dopamin?) nötig, während noch die weitere Diagnostik im Gang ist. Auf die Frage, ob schon vor endgültiger Sicherung der Diagnose eine fibrinolytische Therapie indiziert ist, wird im therapeutischen Kapitel näher eingegangen.

4. Tritt ein *Herzstillstand* ein, so sind selbstverständlich unverzüglich Reanimationsmaßnahmen einzuleiten, hinter denen die weitere Diagnostik zurückstehen muß. Kommt aufgrund der äußeren Umstände eine Lungenembolie in Betracht, sollte der Patient auf dem

63

raschesten Weg unter Fortführung der Reanimationsmaßnahmen in den Operationssaal gebracht werden. Konnte ein Minimalkreislauf in Gang gebracht werden, kann dort unter Beibehaltung der Operationsbereitschaft die Diagnostik (EKG, Thoraxaufnahme, ggf. Pulmonalangiographie) zügig durchgeführt werden, von der das weitere therapeutische Vorgehen abhängt. Bei irreversiblem Herzstillstand beinhaltet die Notembolektomie die einzige Chance für den Patienten (s. Abschnitt 7.1).

Eine *Quantifizierung des Schweregrades* der Lungenembolie soll die Basis für die therapeutischen Entscheidungen abgeben. Einige der diagnostischen Maßnahmen liefern qualitative und für die Differentialdiagnose wesentliche Befunde; hierher gehören die klinischen

Tabelle 11. Schweregradeinteilung der akuten Lungenembolien

Einteilung	I Klein	II Submassiv	III Massiv	IV Fulminant
Klinik	Unauffällig	Angst, Tachykardie, Hyperventilation	Dyspnoe, Kollaps	Dyspnoe, Schock
System-arterieller Druck (mmHg)	Normal	Normal bis leicht erniedrigt	Erniedrigt	Stark erniedrigt
Pulmonal-arterieller Druck (mmHg)	Normal	Normal bis leicht erhöht	>30	>30
p_aO_2 (mmHg)	Normal	<80	<65	<50
p_aCO_2 (mmHg)	Normal	<35	<30	<30
Score nach Miller	<10	10–16	17–24	>24
Prognose und Verlauf	Nicht tödlich		Tödlich	
	ohne	mit Reduktion der kardiopulmonalen Reserven	innerhalb Stunden durch Rechtsherzversagen	innerhalb 15 min durch Rechtsherzversagen oder zerebrale Anoxie

Untersuchungsmethoden, die laborchemischen Befunde, das EKG und bis zum gewissen Grade die Röntgen-Nativaufnahmen des Thorax sowie die Lungenperfusionsszintigraphie. Die Beurteilung des Schweregrades der Lungenembolie wird hingegen ermöglicht durch die arterielle, venöse und womöglich pulmonal-arterielle Druckmessung, die Blutgasanalyse, insbesondere des pO_2-Werts im arteriellen Blut und durch den pulmonal-angiographischen Befund (Tabelle 11).

Folgende Regeln können aufgestellt werden:

1. Ein *pulmonal-arterieller* Mitteldruck von 30 mmHg und mehr zeigt i. allg. eine erhebliche Widerstandserhöhung im kleinen Kreislauf an. Extrem erhöhte Druckwerte sind allerdings nicht mit der Annahme einer akuten Lungenembolie vereinbar, sondern lassen auf eine chronische pulmonale Hypertonie schließen, die sich durch eine Embolektomie nicht günstig beeinflussen ließe.

2. Ein Abfall des *paO₂* unter 60 mmHg zeigt i. allg. eine dringend therapiebedürftige arterielle Hypoxie an. Ein gleichzeitig erniedrigtes paCO₂ stützt die Annahme einer Lungenembolie, eine Erhöhung dieses Wertes weist auf andere Ursachen respiratorischer Insuffizienz hin.

3. Bei *Verlegung der Lungenstrombahn* von 50% oder darüber, d. h. bei einem score über 17, kann i. allg. von einer massiven Lungenembolie gesprochen werden. Verlegungen von mehr als 80% haben meist rasch einen fatalen Ausgang zur Folge. Aus den genannten Kriterien ergibt sich eine Einteilung der akuten Lungenembolie in 4 Schweregrade (Tabelle 11), die sich für Prognose und therapeutische Entscheidungen als brauchbar erwiesen hat (Greenfield u. Zocco, 1979; Grosser 1978; Kapral 1978). Allerdings bestimmen die hier angegebenen Kriterien nicht allein die Prognose, sondern außerdem der präembolischen Zustand des Herzens und der Lunge.

Die Folgen dieser Vorschädigung gehen nur z. T. in die zur Quantifizierung herangezogenen Untersuchungen ein, sie sind z. T. den für die Differentialdiagnose wesentlichen Untersuchungen (EKG, Röntgenthoraxnativaufnahme) zu entnehmen.

6.3 Differentialdiagnose

Bekanntlich werden Lungenembolien klinisch häufig verkannt
(Gross u. Fischer 1980).

Nach Drexler et al. (1980) waren von 136 autoptisch nachgewiesenen
Lungenembolien 70 (51,5%) klinisch nicht diagnostiziert worden. Sie stellen
damit die häufigste klinisch nicht erkannte Komplikation bei hospitalisierten
Patienten dar. Damit in Übereinstimmung stehen die Angaben von Jansen
und Nedden (1972), die bei 2000 Sektionen 10,4% Lungenembolien nach-
wiesen; mit 70% stand diese Diagnose an der Spitze der klinisch vorher nicht
diagnostizierten Erkrankungen.
Bei 26 Patienten, bei denen sich der Verdacht einer Lungenembolie pulmonalangiographisch nicht bestätigte, fanden McDonald et al. (1971) 12mal
kardiovaskuläre Ursachen, 8mal respiratorische Störungen und 6mal nicht-
kardiopulmonale Erkrankungen.
Abhängig vom jeweiligen klinischen Bild ergeben sich unterschiedliche differentialdiagnostische Erwägungen.

6.3.1 Bei Herzstillstand

Bei *fulminanter Embolie,* die beim Eintreffen des Arztes oder der
Schwester bereits einen Herzstillstand herbeigeführt hat, kommt differentialdiagnostisch eigentlich nur eine Asystolie bzw. eine Kammertachykardie (meist infolge Herzinfarkt), allenfalls noch eine Perikardtamponade (infolge Herzwandruptur oder Aneurysma dissecans
aortae) in Frage. Die Kenntnis der Anamnese ist in solchen Situationen für die Wahrscheinlichkeitsdiagnose wesentlicher als die in einer
solchen dramatischen Situation meist unergiebige Erhebung weiterer
Befunde.
Thrombosebegünstigende Umstände, vor allem Immobilisation des
Patienten ohne suffiziente Thromboseprophylaxe, sprechen stark für
eine Lungenembolie, vorbestehende Angina pectoris oder bekannte
Neigung zu Herzrhythmusstörungen mehr für eine primär kardiale
Ursache, obgleich natürlich auch ein Patient mit koronarer Herz-
krankheit eine komplizierende Lungenembolie erfahren kann.

Unter 42 von Kieny et al. (1978) in der Annahme einer massiven Lungenembolie Operierten lag 3mal eine Fehldiagnose vor (2mal Herzinfarkt, einmal
Hämoperikard).

6.3.2 Bei Schock

Vielfältiger sind die differentialdiagnostischen Möglichkeiten bei Vorliegen eines *Schocks.*

Als Ursache kommen außer der Lungenembolie vorwiegend in Frage:

1. Herzinfarkt,
2. Herzrhythmusstörungen unterschiedlicher Ätiologie,
3. Myokarditis,
4. Herzbeuteltamponade,
5. (dissezierendes) Aortenaneurysma mit Ruptur,
6. andere Ursachen eines hämorrhagischen Schocks,
7. septischer Schock und
8. anaphylaktischer Schock.

Zur Abgrenzung gegenüber dem *Herzinfarkt* sind im akuten Stadium neben der Anamnese die EKG-Veränderungen hilfreicher (s. Abschnitt 6.2.4) als die Serumenzyme, deren Anstieg beim Herzinfarkt oft erst nach Stunden eindeutig ausfällt. Unzuverlässig ist das EKG bei bereits vorbestehenden stärkeren Veränderungen der Herzstromkurve. Bei pulmonal-arterieller Druckmessung weist ein erhöhter wedge pressure (pulmonalkapillärer Druck) auf einen Herzinfarkt oder eine andere Genese einer Linksherzinsuffizienz hin und spricht gegen eine Lungenembolie, bei der er i. allg. normal ausfällt.

Herzrhythmusstörungen, vorwiegend eine Kammertachykardie oder Kammerflimmern, aber auch extreme Bradykardien, können das Bild eines kardiogenen Schocks auslösen, sind im EKG rasch erkennbar, werfen aber die Frage nach ihrer Ätiologie (Herzinfarkt, koronare Herzkrankheit, Myokarditis, Myokardiopathie) auf, bei der auch die Lungenembolie mit zu bedenken ist, obgleich diese zumeist mit einer Sinustachykardie oder supraventrikulären, tachykarden Rhythmusstörungen einhergeht.

Eine *Myokarditis* oder eine *Myokardiopathie* ist i. allg. dann, wenn sie einen kardiogenen Schock auslöst, bereits durch anderweitige Symptome bekannt geworden. Immer wieder werden jedoch akute Todesfälle nach plötzlichen körperlichen Anstrengungen bei jungen Menschen (Soldaten) bekannt, als deren Ursache die Sektion eine bis dahin unbekannte Myokarditis oder obstruktive Kardiomyopathie aufdeckt. Der Nachweis pathologischer Veränderungen im EKG oder im Röntgenbild des Thorax kann die Differentialdiagnose erleichtern. Zu bedenken bleibt aber auch hierbei, daß bei bekannter Myokarditis oder Myokardiopathie eine Lungenembolie komplizierend hinzutreten kann.

Der akute Ab- oder Einriß einer Herzklappe, vorwiegend bei florider *Endocarditis aortae,* der Ausriß einer implantierten Herzklappe, die Verlegung des Mitralostiums durch einen Vorhofthrombus oder ein *Vorhofmyxom* stellen zweifellos seltene Ereignisse dar, deren Erkennung an den diagnostischen Spürsinn des Arztes hohe Anforderungen stellt und deren Beweis nur mittels Echokardiographie und/oder Lävokardiographie möglich ist.

Auf eine *Perikardtamponade* macht klinisch das Symptom des Pulsus paradoxus (Verkleinerung bzw. Verschwinden des Pulses während der Inspiration) aufmerksam, das ebenso wie das Kussmaul-Zeichen allerdings auch bei Lungenembolie beobachtet werden kann (s. Abschnitt 6.2). Die Abschwächung der Herztöne erweist sich oft als unzuverlässig. Relativ geringe Dyspnoe bzw. Tachypnoe spricht bei präkordialen Schmerzen mehr für Perikardtamponade als für Lungenembolie. Eine neu hinzugekommene Niederspannung im EKG oder ein elektrokardiographischer Alternans können die Diagnose der Perikardtamponade stützen, allerdings gelegentlich auch bei Lungenembolie auftreten. Eine starke Vergrößerung des Herzens im Röntgenbild (meist mit Boxbeutel-, seltener mit Dreiecksform) ist das stärkste Argument für eine Perikardtamponade. Ein Echokardiogramm kann den Beweis liefern, während eine Herzbinnenraumszintigraphie im Akutfall zu zeitaufwendig ist. Stehen diese technischen Untersuchungsmöglichkeiten nicht zur Verfügung, muß bei gegebenem Verdacht eine Probepunktion des Perikards vorgenommen werden, die sich im positiven Falle als therapeutische Entlastungspunktion fortführen läßt. Dabei ist es immer wieder erstaunlich, daß schon die Entnahme von 100–200 ml Flüssigkeit aus dem Perikard die Kreislaufsituation wesentlich bessert und so – ex juvantibus – die Kausalität zwischen Perikarderguß und Kreislaufbeeinträchtigung bestätigt.

Ein *Aortenaneurysma* kann auf verschiedene Weise eine akute Schocksymptomatik hervorrufen. Eine akute Perforation ins Perikard, eine mitunter schubweise Blutung in den Thoraxraum mit (intra- oder extrapleuralem) Hämatothorax, eine akute Distension der

Aortenwurzel mit akut auftretender Aorteninsuffizienz, Kompression oder Abriß von Koronararterien stellen typische Komplikationen dieses insgesamt seltenen Vorkommnisses dar. Die Röntgenaufnahme des Thorax (Verbreiterung des oberen Mediastinums, u. U. mit Doppelkontur des Aortenbogens, vergrößerte Distanz zwischen Aortenkalk und äußerer Aortenkontur) kann zur Erkennung dieses Krankheitsbildes hilfreich sein, das oft durch herzinfarkttypische Schmerzsymptomatik, multilokuläre Gefäßsymptomatik mit Betonung neurologischer Symptome und Zeichen einer nach außen nicht erkennbaren Blutung charakterisiert ist.

Daß ein Aortenaneurysma durch Kompression einer Pulmonalarterie eine Lungenembolie vortäuscht, dürfte eine Rarität sein. Abdominell lokalisierte Aortenaneurysmen können durch rupturbedingte Blutung ebenfalls eine akute Kreislaufsymptomatik hervorrufen; die Ultraschallsonographie erlaubt zumeist eine rasche Beweisführung.

Bei jedem *akuten arteriellen Verschluß* und gleichzeitiger Schocksymptomatik sollte stets auch eine Lungenembolie mit paradoxer Embolie in Erwägung gezogen werden, für deren Auftreten ein unter der rechtsatrialen Drucksteigerung sich öffnendes Foramen ovale Voraussetzung ist (Heinrich 1976).

Ganz wichtig erscheint mir der Grundsatz, bei jeder *unbegründeten Verschlechterung eines Herzleidens* sofort an eine Lungenembolie zu denken und ggf. die zu ihrer Erkennung nötigen Maßnahmen unverzüglich zu veranlassen.

Hämorrhagischer Schock jeglicher Genese läßt sich zumeist durch Messung des zentralvenösen Drucks von einer Lungenembolie abgrenzen. Erfahrungsgemäß schwieriger ist der Nachweis einer *septischen* oder *anaphylaktischen* Genese des *Schocks,* besonders dadurch, daß eine Sepsis oft bei Schwerkranken bzw. Patienten einer Intensivstation auftritt, die aufgrund ihrer Erkrankung auch verstärkt zur Lungenembolie prädisponiert sind. Eine Leukozytose allein ist differentialdiagnostisch nicht hilfreich, bei foudroyanten Entzündungen kann sogar eine Leukopenie auftreten; vielmehr kann eine starke Linksverschiebung im Differentialblutbild für eine Sepsis und gegen eine blande Lungenembolie, nicht allerdings gegen septische Embolien sprechen. Bei Septikämie und Septikopyämie pflegen die Symptome langsamer zu beginnen und die Dyspnoe weniger ausgeprägt zu sein als bei einer Lungenembolie (McDonald et al. 1972). Ein anaphylaktisches Geschehen läßt sich oft anhand des zeitlichen Zusammenhangs mit der Zufuhr von Medikamenten (Dextran, Jod u. a.) oder Speisen erkennen; nicht immer können jedoch alle Zweifel ausgeräumt werden.

6.3.3 Bei Bewußtseinsstörung

Steht beim Patienten eine akut aufgetretene *Bewußtseinsstörung* im Vordergrund der differentialdiagnostischen Überlegungen, sind in erster Linie zerebrale, ferner intermittierende kardiovaskuläre und auch u. U. metabolische Ursachen in Erwägung zu ziehen.

Hämorrhagische bzw. ischämische *zerebrovaskuläre* Insulte rufen i. allg. eine neurologische Symptomatik hervor, im 1. Stadium oft ohne kardiovaskuläre oder respiratorische Beeinträchtigung. Allerdings bleibt zu bedenken, daß auch ein typischer Hirninsult die Folge einer Lungenembolie sein kann, wenn diese nach kurzzeitigem Herzstillstand eine spontane Besserung erfahren hat. Andererseits kann die Lungenembolie bei zerebralsklerotischen Patienten auch symptomatische Psychosen hervorrufen (Fred et al. 1967; Kendel u. Fodor 1968; Köllermann 1965; McDonald et al. 1972; Miller u. Sutton 1970; Schölmerich 1965).

Ein *zerebrales Krampfleiden* pflegt i. allg. nur dann differentialdiagnostische Probleme zu bereiten, wenn man den Patienten ohne Anfallsschilderung während des postepileptischen Dämmerzustandes zu Gesicht bekommt.

Hysteriforme Reaktionen werden i. allg. keine größeren differentialdiagnostischen Schwierigkeiten bereiten, sofern man an diese Möglichkeit überhaupt denkt.

Bei *hypoglykämischem Schock* ist ohne nähere Kenntnis der Vorgeschichte bzw. Vormedikation (Insulin, orale Antidiabetika) mitunter zunächst auch eine Lungenembolie in Erwägung zu ziehen, zumal Tachykardie und Schweißausbruch beiden Erscheinungen eigen sind. Der Nachweis eines niedrigen Blutzuckers, ggf. die probatorische intravenöse Gabe einer ausreichenden Menge Glukose, klärt die Situation meist rasch.

Andere *metabolische Ursachen* einer Bewußtseinsstörung entwickeln sich i. allg. nicht so plötzlich und nicht aus subjektivem Wohlbefinden heraus. Allerdings kann der Verlauf eines Coma diabeticum oder uraemicum nicht selten durch eine hinzutretende Lungenembolie kompliziert werden.

Ähnliches wie für Stoffwechselkomata gilt auch für *exogene Intoxikationen,* die, insbesondere bei älteren Menschen, anfangs nicht ohne weiteres von zerebralem Koma als Folge einer abgelaufenen Lungenembolie abzugrenzen sind.

6.3.4 Bei intermittierenden Kreislaufsynkopen

Als Ursachen intermittierender Kreislaufsynkopen kommen außer rezidivierenden Lungenembolien in Betracht:

1. Morgagni-Adams-Stokes-Anfälle,
2. Paroxysmen supraventrikulärer Tachykardie,
3. hypersensitives Karotissinussyndrom,
4. seltenere andere, reflektorisch ausgelöste Kreislaufsynkopen,
5. orthostatische Regulationsstörungen und
6. Phäochromozytomkrisen.

Primär kardial ausgelöste *Rhythmusstörungen* sind nicht immer im Intervall aus dem EKG ablesbar, sondern machen nicht selten den Einsatz einer Langzeitregistrierung notwendig.

Die kardiodepressive Form des *hypersensitiven Karotissinussyndroms* läßt sich – sofern man daran denkt – meist klinisch nachweisen und durch EKG-Registrierung während Provokation beweisen; der Nachweis einer vasodepressiven Form macht meist eine blutige Druckregistrierung nötig.

Die Fehldiagnose einer *orthostatischen Dysregulation* liegt nahe, wenn ein länger immobilisierter Patient beim ersten Aufstehen eine akute Lungenembolie erleidet. Im Zweifelsfall ist eine Lungenszintigraphie unverzüglich durchzuführen, um die wahre Ursache zu demaskieren. Eine plötzliche Tachykardie bzw. ein plötzlicher Schweißausbruch, der an eine Lungenembolie denken läßt, kann auf einer *Phäochromozytomkrise* beruhen. Sie geht meist mit einer krisenhaften Hypertonie einher, bei deren Nachweis eine schwerere Lungenembolie praktisch auszuschließen ist. Allerdings besteht bei einem Phäochromozytomkranken oft auch eine verstärkte Neigung zu orthostatischer Hypotonie.

6.3.5 Bei Ventilationsstörungen

Stehen Ventilationsstörungen im Vordergrund des klinischen Bildes, drängen sich andere Überlegungen auf. Auffälligerweise ist ein Patient mit Lungenembolie i. allg. nicht orthopnoisch, d. h. er liegt lieber flach, im Gegensatz zu einem Patienten mit kardialer Insuffizienz.

Mit dem *Lungenödem* hat die massive Lungenembolie das akute Auftreten gemeinsam. Im allgemeinen läßt schon die klinische Untersuchung mit dem oft auf Distanz hörbaren Brodeln, in weniger schweren Fällen erst die Auskultation mit feuchten Rasselgeräuschen über allen Lungenabschnitten das Lungenödem diagnostizieren. Das Röntgenbild zeigt typischerweise eine erhebliche Vermehrung der venösen Lungengefäßzeichnung mit Austritt von Ödemflüssigkeit zunächst ins Interstitium, dann aber auch in die Alveolen der zentralen Lungenabschnitte. Die Blutgaswerte zeigen i. allg. eine globale respiratorische Insuffizienz an, während bei der Lungenembolie die pCO_2-Werte infolge Hyperventilation meist erniedrigt sind. Daß auch eine Lungenembolie ein Lungenödem auslösen kann – im wesentlichen wohl über eine hypoxämische Schädigung des linken Ventrikels – erschwert die kausale Zuordnung.

In der Differentialdiagnose der akuten Dyspnoe spricht – sofern kein Vorhofflimmern vorliegt – eine Vergrößerung des negativen Anteils der P-Wellen in Ableitung V_1 für ein Lungenödem infolge Linksherzinsuffizienz und gegen eine Lungenembolie (Abraham 1975).

Jede *Pneumonie* sollte die Frage nach einer embolischen Genese aufwerfen (Jacoby u. Mindell 1976). Basale Lokalisation, Auftreten bei Bettlägerigen, multiple Veränderungen und rezidivierender Charakter mit relativ rascher Rückbildung („Wanderpneumonie") sprechen für eine Embolie. Jede „hypostatische" Pneumonie ist als Lungenembolie zu betrachten, bis das Gegenteil bewiesen ist.

Hyperkapnie spricht für Pneumonie und gegen Lungenembolie; allerdings kann auch bei einer Lungenembolie eine Hyperkapnie auftreten, wenn die arterielle Drucksteigerung im rechten Herzen zur Eröffnung eines sonst funktionell verschlossenen Foramen ovale geführt hat.

Ein lobärer Befall der Oberlappen und deutliche Linksverschiebung im Differentialblutbild weisen auf eine primär bakterielle Genese hin. Das Perfusionsszintigramm der Lungen hilft in Zweifelsfällen nicht weiter, was bei sekundärer Infarktpneumonie auch für das zusätzliche Inhalationsszintigramm gilt, so daß zur eindeutigen Klärung nur die (selektive) Lungenangiographie übrig bleibt.

Auch jeder *Pleuraerguß* muß an eine Lungenembolie als Ursache denken lassen. Meist ist ein embolisch bedingter Erguß nicht sehr ausgedehnt, aber keineswegs immer hämorrhagisch. Der Nachweis von Tumorzellen oder säurefesten Stäbchen weist eine spezielle Genese nach, schließt allerdings eine begleitende Lungenembolie nicht aus. Ein größerer hämorrhagischer Pleuraerguß läßt viel eher an eine Rupturblutung als an eine Lungenembolie denken.

Eine *Schocklunge* stellt ein weiteres differentialdiagnostisches Problem dar. Röntgenmorphologisch lassen sich dabei typische, beide Lungen betreffende Veränderungen mit Vermehrung der interstitiellen Zeichnung nachweisen, während die Lungenembolie jeweils umschriebene Veränderungen verursacht. Überdies handelt es sich bei der Schocklunge um eine „Sekundärerkrankung", die sich mit zeitlicher Latenz nach einem zunächst behobenen Schockgeschehen jeglicher Genese – natürlich auch nach einem Schock durch Lungenembolie – entwickeln kann.

Schließlich ist v. a. im Zusammenhang mit Traumen auch an eine Fett- oder Luftembolie (Schulte et al. 1977), u. U. auch an ein Mediastinalemphysem zu denken.

Ein *Spontanpneumothorax* läßt sich durch unmittelbare Untersuchung (die Abschwächung des Atemgeräusches ist meist eindeutiger als der hypersonore/tympanitische Klopfschall) meist vermuten, durch eine Röntgenaufnahme leicht beweisen. Ein Spannungspneumothorax ist in dramatischen Situationen durch eine Probepunktion mit einer durch Gummifingerling armierten Kanüle nachzuweisen.

Rezidivierende *Asthmaanfälle* bzw. das Bild einer *akuten Bronchiolitis* können durchaus von rezidivierenden Lungenembolien ausgelöst sein. Aus dem thrombotischen Material freigesetzte biogene Amine (Serotonin, Histamin) lösen Bronchialspasmen aus. In Zweifelsfällen wird die im Intervall durchgeführte Lungenperfusionsszintigraphie eine Klärung bringen.

Atelektasen infolge bronchusstenosierender Prozesse lassen sich durch Beachtung spezifischer röntgenologischer Kriterien, ggf. durch Schichtaufnahmen, Bronchoskopie und Bronchographie meist als solche erkennen; die Perfusionsszintigraphie hilft hier nicht weiter und eine Lungenangiographie ist nur ausnahmsweise notwendig. Periphere, primäre und sekundäre, maligne oder benigne *Lungentumoren* und seltenere herdförmige Lungenveränderungen (Amyloidose, Hämatome, Parasiten, Endometriose u. a.) treten in Differentialdiagnose zu inkompletten oder kompletten Lungeninfarkten, die – oft allerdings nur in einer Ebene – als Rundherde imponieren können. In Zweifelsfällen sollte die Lungenangiographie vor der wesentlich belastenderen Probethorakotomie bzw. der Probepunktion durchgeführt werden, zumal damit zusätzlich einige seltenere Ursachen (Aneurysmen, arteriovenöse Fisteln) direkt bewiesen werden können. Daß infolge Embolie dilatierte Pulmonalarterien über eine Rekurrensparese ein Bronchialkarzinom vortäuschen können, dürfte eine Rarität darstellen (Schoenfeld u. Budinger 1976).

Zum Kreis der Ventilationsstörungen gehört auch das Hyperventilationssyndrom, das von rezidivierenden Lungenembolien täuschend nachgeahmt werden kann (Schepping u. Breddin 1975). Die Beachtung des klinischen Gesamtbildes wird i. allg. die richtige Zuordnung der Beschwerden ermöglichen, in Zweifelsfällen hilft die Lungenperfusionsszintigraphie weiter.

6.3.6 Bei Schmerzen in den basalen Thoraxpartien

Sie müssen an eine Reihe weiterer Ursachen denken lassen:
Von einer diaphragmalen bzw. basalen *Pleuritis* sicca anderer Genese oder einer Pleurodynie bei *Coxsackie*-Virusinfektion ist eine sichere Unterscheidung in frühen Stadien nur durch ein Lungenszintigramm oder bei dessen pathologischem Ausfall, nur durch eine selektive Angiographie möglich. In leichteren Fällen wird man allerdings den weiteren Verlauf, ggf. unter präventiven Heparingaben, zur Entscheidung mit heranziehen können.

Interkostalneuralgien und ein Herpes zoster im Prodromalstadium rufen i. allg. keine atemsynchronen Schmerzen hervor und weisen eine streng segmentale Begrenzung der Schmerzen auf.

Eine *akute Pankreatitis* und andere Ursachen eines *akuten Abdomens* sowie subphrenische Abszesse haben mit der Lungenembolie einen (einseitigen) Zwerchfellhochstand gemeinsam. Die eingehende klinische und röntgenologische Untersuchung des Abdomens (im Liegen und Stehen) läßt meist eine Unterscheidung zu. Bei schwerer, mit Schock einhergehender nekrotisierender Pankreatitis ist dies in praxi nicht immer leicht. Auch Laboruntersuchungen helfen bei den schwersten Formen wegen der Sequestrierung des Organs mit Unterbrechung des Kontakts zur Blutbahn nicht rasch genug; mitunter gelingt der Nachweis erhöhter Amylase- oder Lipasekonzentration im Pleuraerguß, nicht selten aber hilft erst die Notfallaparoskopie entscheidend weiter.

Gallenkoliken, eine *akute Cholecystitis* und *Hiatushernien* lassen sich meist durch sorgfältige Anamnese und einfache Röntgenuntersuchungen, bzw. Ultraschallsonographie des Oberbauchs von Beschwerden durch eine Lungenembolie abgrenzen.

Auf die Vortäuschung abdominaler Erkrankungen durch eine Lungenembolie weisen Potts und Sahn (1976) anhand von 3 Fällen hin. Nach Israel und Goldstein (1957) liegt bei 12,2% der Patienten mit Lungenembolie eine hervorstechende abdominelle Symptomatik vor infolge akuten Rechtsherzversagens mit Lebervergrößerung und Kapselspannung, Darmwandödem und paralytischem Ileus, der in Einzelfällen zu unnötiger explorativer Laparotomie führen kann.

Ein *Milzinfarkt* kann durch atemsynchrone Schmerzen eine Lungenembolie vortäuschen, entwickelt sich allerdings stets in einer vergrößerten Milz, die bei unkomplizierter Lungenembolie nicht vorkommt.

Abschließend für dieses Kapitel sei die Frage aufgeworfen, welche **Fehldiagnosen** bedeutsame Folgen nach sich ziehen. Grundsätzlich ist das Übersehen einer Lungenembolie stets gefährlich, da in einem hohen Prozentsatz auf eine relativ kleine Embolie eine große, akut lebensgefährliche folgen kann. Daher sollte, sofern eine Lungenembolie auch nur entfernt in Betracht kommt, mit den zur Verfügung stehenden Mitteln zügig diese Möglichkeit geprüft und damit nachgewiesen oder ausgeschlossen werden. Ob in dieser Phase bereits eine präventive Heparinisierung durchgeführt werden sollte, hängt von der Stärke des Verdachts einerseits und evtl. vorhandenen Kontraindikationen gegen eine Antikoagulation andererseits ab. Selbstverständlich wird man bei Kranken mit infauster Prognose keine Diagnostik einer evtl. Lungenembolie betreiben, sondern vielmehr die

„erwünschte Lungenembolie" als Erlösung von quälendem Leiden oft herbeisehnen.

Nachteilig ist die fälschliche Annahme einer Lungenembolie, wenn daraus die Indikation zur Embolektomie oder Fibrinolysebehandlung abgeleitet wird, da diese beiden Therapieformen ihre eigenen Risiken tragen. Vor solchen Maßnahmen sollte i. allg. die Lungenembolie diagnostisch absolut gesichert sein (Ausnahme s. Abschnitt 7.1 u. 7.3). Besonders gravierend ist die Fehldiagnose, wenn durch den Embolektomieversuch am untauglichen Objekt ein kardiopulmonal geschädigter Patient (Herzinfarkt, Lungenödem u. a.) über die Grenze seiner Kompensationsfähigkeit hinaus belastet wurde.

6.4 Spontanprognose und Spontanverlauf

6.4.1 Grundlagen

Das Schicksal eines Patienten mit Lungenembolie entscheidet sich i. allg. in den ersten 30–60 min (Abb. 1, Tabelle 12). Dieser stark vereinfachende Satz hat seine Gültigkeit für die akute schwere Lungenembolie.

Für den *Verlauf in der akuten Phase* ist es entscheidend, ob der rechte Ventrikel der akut aufgetretenen Druckbelastung so weit gewachsen ist, daß er durch den offen gebliebenen Rest der Lungenstrombahn ein ausreichendes Herzzeitvolumen dem linken Herzen liefern kann (McDonald et al. 1972). Maßgebend für die Belastung des rechten Ventrikels sind naturgemäß Ausmaß und Lokalisation der Emboli in der Lunge (Rivas-Martin et al. 1976), die sich angiographisch am besten beurteilen lassen. Ein Sattelembolus bedeutet stets eine insta-

Tabelle 12. Überlebenszeiten bei Lungenembolie (%). (Nach Rivas-Martin et al. 1976)

Autoren	Donaldson et al. 1963	Dick 1962	Spohn 1951	Rating 1968
Überlebenszeit				
bis 30 min	67	70	83	65,5
über 30 min	30	30	17	34,5

bile Situation mit Bedrohung durch Synkope oder Herzstillstand (McDonald et al. 1972). Nach älteren Untersuchungen von Gibbon et al. (1932) müssen mindestens 60% des Gefäßbettes verschlossen sein, bis überhaupt Kreislaufreaktionen zustande kommen, fatales Kreislaufversagen tritt bei 80%iger Gefäßverlegung ein. Diese im Lichte neuerer Untersuchungen nicht mehr voll zutreffenden Zahlen geben einen Hinweis auf den engen Spielraum zwischen klinisch erkennbarer und fataler Lungenembolie. Früher diskutierte pulmonale bzw. pulmokoronare vasokonstriktorische Reflexe spielen, wenn überhaupt, eine untergeordnete Rolle (s. Abschnitt 5).

Schlagvolumen bzw. cardiac output stellen die besten diagnostischen Parameter in der Akutphase dar; wo sie nicht verfügbar sind, müssen systemischer Blutdruck, pO_2 bzw. O_2-Sättigung, Blut-pH und stündliche Urinausscheidung als sekundäre Meßgrößen benutzt werden. Vorschäden des Herzens und der Lunge sind wesentliche prognostische Momente, wie sich auch tierexperimentell von Lowenfels et al. (1972) zeigen ließ.

Die sehr rasch vorhandene Dilatation der nicht embolisch verschlossenen Lungenarteriolen und eine spontane Fragmentation bzw. weiter peripherwärts erfolgende Verschleppung der Emboli entlasten das rechte Herz. Schon innerhalb weniger Stunden kann die spontane fibrinolytische Aktivität wesentliche Teile der Emboli auflösen und damit zur weiteren Entlastung des rechten Ventrikels beitragen.

In der *subakuten Phase* hängt das weitere Schicksal entscheidend von Embolierezidiven ab, deren Hinzutreten dem Verlauf jederzeit eine dramatische Wendung geben kann (Browse 1970). Nach massiven Lungenembolien ist die Wahrscheinlichkeit eines Rezidivs – scheinbar paradoxerweise – zunächst geringer als nach einer kleinen „Signalembolie", da im ersten Falle kaum noch embolisierbare Thromben in den Venen vorliegen; allerdings beschwört eine weitere, selbst nur kleine Embolie eine erhebliche Gefahr herauf, da sie die Kompensationsfähigkeit des kardiopulmonalen Systems kurz nach einer größeren Embolie überfordern kann. Daß bei 80% der tödlich verlaufenden großen Lungenembolien kleinere Embolien vorangegangen waren (Encke et al. 1966; Hüdepohl 1979; Kakkar 1971), unterstreicht die Bedeutung der „Signalembolie".
Sekundärschäden der Erstembolie können sich bereits in der subaku-

ten Phase auswirken. Gefürchtet sind Schocknieren und Schocklunge sowie zerebrale Schäden infolge Anoxie.

Für die *Spätphase* nach akuter Lungenembolie kann die Prognose als sehr gut bezeichnet werden. Mit einer funktionell vollständigen Wiedereröffnung der verschlossenen Gefäßgebiete kann innerhalb von 4–6 Wochen gerechnet werden (Ulmer 1978), wobei in dieser Phase Organisationsvorgänge hinzutreten. In 10% der Fälle bleiben Perfusionsdefekte länger als 6 Wochen bestehen, besonders bei älteren Patienten. Dann bleiben Kreislauflabilität und Neigung zu plötzlichen Schweißausbrüchen evident (Ulmer 1978). Bei Patienten ohne Herzerkrankungen resorbieren sich inkomplette Lungeninfarkte leichter, ohne Narben hervorzurufen (Dalen et al. 1977). Narben und Kavernen, wie sie nach Nekrosen verbleiben, können eine Neigung zu rezidivierender Bronchitis unterhalten. Die Entwicklung einer Infarktpneumonie und einer Abszedierung gehört zu den Seltenheiten. Begleitende Pleuraergüsse pflegen sich i. allg. rasch zu resorbieren.

Im allgemeinen treten im späteren Verlauf nur selten Embolierezidive auf; von Talbot (1972) werden weniger als 5% in 2 Jahren angegeben. Die Entwicklung eines chronischen Cor pulmonale nach einmaliger schwerer Lungenembolie ist selten, nach rezidivierenden kleinen (Mikro-)Embolien hingegen durchaus geläufig (Burkart u. Follath 1968). Wie die Untersuchungen von Kober et al. (1980) zeigten, muß allerdings damit gerechnet werden, daß auch nach anscheinend komplikationslosem Verlauf einer Lungenembolie bei späterer Nachuntersuchung in Ruhe zwar normale, unter Belastung aber doch erhöhte Druckwerte in der Lungenstrombahn gemessen werden.

6.4.2 Ergebnisse

Austin et al. (1975) konnten in Tierversuchen mit Tantalum markierten Thromben eine Fragmentierung, periphere Verlagerung und Lyse der Emboli in den Lungen durch angiographische Verlaufskontrollen beweisen. Hermann et al. (1978) beschrieben während Pulmonalangiographie am Menschen Aufteilung des Embolus und periphere Verlagerung, was zu plötzlicher Besserung führte.

Tabelle 13. Langzeitprognose nicht akut-massiver Lungenembolien. (Nach Sutton et al. 1977)

Verlaufsform		Subakut massiv	Akut klein	Chronisch
	n	13	17	8
Frühtodesfall		4	1	0
Spättodesfall		1	1	4
Nicht nachuntersucht		1	2	0

Just-Viera et al. (1966) wiesen aufgrund tierexperimenteller Untersuchungen auf die Bedeutung des Lymphsystems bei der Kompensation von Lungengefäßobstruktionen hin.

Von 315 innerhalb von 10 Jahren beobachteten Lungenembolien mit klinischen Erscheinungen starben nach Bartels (1979) 85 (27%), von den 131 auf Intensivstation behandelten Fällen 35 (41,6%).

Von 145 im Jahre 1967 in Göteborg festgestellten Fällen von akuter Lungenembolie waren 105 gestorben (Wilhelmsen et al. 1972). Nach älteren Untersuchungen von Barker et al. (1940) an 1655 Patienten mit Lungenembolie unterschiedlichen Schweregrades war die erste Episode bei 24,4% tödlich. Bei 207 von 678 Patienten (30,5%) rezidivierte die Lungenembolie, bei 124 (18,3%) mit tödlichem Ausgang.

Von den Patienten, die die ersten beiden Stunden nach einer massiven Embolie überlebten, sterben nach Gorham (1971) noch 29%. Nach Überleben der akuten Phase sinkt nach Ulmer (1978) innerhalb der folgenden 2 h der Druck in der A. pulmonalis um ca. 33% ab. Massive Embolien mit einer Anamnesedauer von mehr als 2 Wochen, die nur ein subakutes Bild hervorgerufen hatten, haben nach Sutton et al. (1977) eine relativ gute Spätprognose, während chronische Lungenembolien mit einer Anamnese von Monaten und progredienter Belastungs- und schließlich auch Ruhedyspnoe eine schlechte Langzeitprognose aufweisen (Tabelle 13). Die chronisch-rezidivierende Verlaufsform – seltener als die akute – wurde von Wilhelmsen et al. (1972) in Göteborg in 14 Jahren (1959–1970) 33mal beobachtet. Daraus errechnet sich ein etwa 62mal häufigeres Vorkommen der akuten Verlaufsform. Die Prognose der chronisch-rezidivierenden Form korrelierte mit der Höhe des pulmonalarteriellen Druckes und dem Grad der Dyspnoe.

6.4.3 Folgerungen

Als Basis zur Begründung der im nächsten Abschnitt zu besprechenden therapeutischen Eingriffe verdienen die folgenden Erkenntnisse über den spontanen Verlauf und die daraus abgeleiteten Schlüsse für die Prognose festgehalten zu werden:

1. Eine fulminante Embolie kann spontan nicht überlebt werden.
2. Massive Lungenembolien stellen ein lebensbedrohliches Ereignis dar, dessen Ausgang sich meist innerhalb der ersten halben Stunde bis Stunde entscheidet.
3. Submassive Lungenembolien werden überlebt, sofern keine gravierenden kardialen oder pulmonalen Veränderungen die Kompensationsfähigkeit im akuten Stadium beeinträchtigen.
4. Kleine Embolien werden, da oft symptomlos, häufig übersehen. Ihre Bedeutung liegt in ihrer Signalwirkung.
5. Chronisch-rezidivierende Mikroembolien führen über ein chronisches Cor pulmonale zum Rechtsherzversagen (Herzog et al. 1978; Sutton et al. 1977). Selbstverständlich können wenige, rasch aufeinanderfolgende mittelschwere Embolien ähnliche deletäre Folgen zeitigen. Letztendlich hängt die Langzeitprognose dieser Fälle von der Hypertrophiefähigkeit des rechten Ventrikels ab.

7 Therapie

Folgende Behandlungsziele lassen sich abgrenzen:
1. Entfernung des Embolus aus der Pulmonalarterie bzw. Verkleinerung desselben,
2. Verhütung appositionellen Thrombuswachstums in der Lungenstrombahn,
3. Erweiterung der kollateralen Pulmonalarterien bzw. -arteriolen,
4. symptomatische Maßnahmen gegen die Folgen der Zirkulations- und Respirationsstörung.

Betrachtet man die unterschiedliche Spontanprognose fulminanter, massiver, submassiver und kleiner Lungenembolien, so wird verständlich, weshalb es keine allgemeingültige Therapieempfehlung geben kann und eine differenzierte Betrachtungsweise indiziert ist. Überdies können plötzliche Änderungen des Spontanverlaufs, meist durch Hinzutreten eines weiteren embolischen Schubes, zu sofortiger Änderung des therapeutischen Vorgehens zwingen.

7.1 Pulmonale Embolektomie

7.1.1 Grundlagen

Diese kausale Therapiemaßnahme wurde erstmals 1908 von Trendelenburg, mit dessen Namen sie auch heute noch verknüpft ist, inauguriert, von ihm selbst allerdings erfolglos angewandt. Sein Schüler Kirschner konnte 1924 über einen ersten Erfolg berichten. Durch Vossschulte erfolgte eine wesentliche Modifikation (s. u.). Die Entwicklung der Herz-Lungen-Maschine ermöglichte durch Einsatz eines venoarteriellen Bypass eine breitere Anwendung (Sharp 1962).

Da dieses Verfahren auf kardiochirurgische Zentren beschränkt bleibt, hat auch heute noch die Notembolektomie in gewissen Fällen ihre Berechtigung behalten.

Auch bei den Notembolektomien sollte, wenn möglich, ein femoro-femoraler Unterstützungskreislauf eingesetzt werden, um die Erfolgschancen des Eingriffs zu erhöhen (Althaus et al. 1979). Dies kann schon am Krankenbett in Lokalanästhesie geschehen (Navratil 1973), Operationsteam und Bypass müssen bereitstehen, ehe die Anästhesie beginnt. Da das Anästhetikum den peripheren Vasomotorentonus herabsetzen kann, muß ein peripherer Vasokonstriktor bereitgehalten, schon bei Einleitung der Anästhesie eingesetzt (Miller et al. 1977) und ggf. wiederholt gegeben werden, wenn der blutig zu messende system-arterielle Druck fällt (Paneth 1970).

Beim Originalverfahren nach Trendelenburg wird der Thorax im 2. ICR links eröffnet und der Embolus aus dem Stamm der linken Pulmonalarterie extrahiert. Vossschulte et al. (1964) empfehlen als Zugang die mediane Sternotomie und die Eröffnung des Pulmonalarterienstammes nach Abklemmen der Hohlvenen.

Der transsternale Zugang bietet folgende Vorteile:
1. Das gesamte Herz liegt mit den Abgängen der großen Gefäße vollständig und übersichtlich frei; eine Verwechslung zwischen Aorta und A. pulmonalis (wie beim Original-Verfahren nach Trendelenburg vereinzelt passiert) kann nicht vorkommen. Wenn eine Herzmassage erforderlich wird, kann sie bimanuell mit optimaler Wirkung durchgeführt werden.
2. Durch die Cava-Okklusion wird ein vermeidbarer Blutverlust verhütet; die Pulmonalarterie kann offen inzidiert werden, so daß Restembolien im rechten Vorhof und im rechten Ventrikel frei herausströmen können.
3. Mit dem Glassauger können auch periphere Emboli erfaßt werden, erkennbar am Nachströmen hellroten Blutes. Eine Kompression der Lunge oder gar beider Lungen mit doppelseitigem Pneumothorax entfällt. Da keine Pleurahöhle eröffnet wird, ist weder eine postoperative Saugdrainage erforderlich, noch mit Komplikationen aus dieser Sicht zu rechnen.

Von Marion (1953) und Senning (1970) wird das Verfahren von Trendelenburg bevorzugt, wenn bereits ein Kreislaufstillstand eingetreten ist, da hiermit der Embolus innerhalb von 2 min nach Lagerung auf dem Operationstisch entfernt sein kann.

Nach Eröffnung der Pleurahöhlen kann die manuelle Kompression der Lungen in Richtung auf den Hilus noch peripher lokalisierte Emboli entfernen. Eine Kontrolle des rechten Vorhofs und Ventrikels auf hängengebliebene Emboli sollte in jedem Fall durchgeführt werden. Eine anschließende Sperroperation der unteren Hohlvene ist dringend zu empfehlen (s. Abschnitt 8.3 u. 8.4).

7.1.2 Ergebnisse

Nach einer Umfrage, die Cross und Mowlen (1967) unter Chirurgen der USA abhielten, ist die Operation nach Trendelenburg bzw. die „inflow-occlusion embolectomy" mit einer Letalität von 87% belastet, während die Bypassembolektomie eine solche von 57% aufweist, zu der allerdings noch 11% Spättodesfälle hinzukommen.

Hennig et al. (1974) berichteten über 3 erfolgreiche Notembolektomien bei 6 Patienten.

Im Krankengut von Miller (1972) betrug die Letalität der Bypassembolektomie bei günstiger Auswahl 23%, bei vorangegangenem Herzstillstand allerdings 66%. Seit Juni 1964 führten Miller et al. (1977) bei 53 Patienten mit massiver Lungenembolie eine Embolektomie mit totalem Bypass durch: bei 33 Patienten lag eine akute Lungenembolie ohne kardiorespiratorische Begleiterkrankungen vor. Von 10 Patienten ohne Schock starb einer, von 23 Patienten mit Schock verstarben 6. Daraus leiten die Autoren die Empfehlung ab, bei Patienten ohne Schock nicht zu operieren.

Alpert et al. (1975) führten bei 45 Patienten mit massiver Lungenembolie 3mal eine pulmonale Embolektomie durch; bei 6 gestorbenen Patienten analysierten sie, ob eine pulmonale Embolektomie möglich gewesen wäre: 4mal wäre sie technisch ausführbar, aber klinisch unangebracht gewesen, 2mal waren die Patienten gestorben, bevor die klinisch ausführbare Operation begonnen werden konnte. Die Autoren schließen daraus, daß die meisten Patienten, die an nachgewiesener Lungenembolie sterben, zu rasch ad exitum kommen (ehe die Operationsmannschaft einsatzfähig ist) oder daß andere Begleiterkrankungen vorliegen, die dem Eingriff entgegenstehen. Dieser sollte für Fälle mit persistierender Hypotonie und gutem Gesamtzustand reserviert bleiben.

Dieser Auffassung wird von Beall und Collins (1975) widersprochen, die durch rasche Ausführung der pulmonalen Embolektomie 11 von 17 Patienten retten konnten.

Eisenmann et al. (1977) führten 26 Embolektomien durch, 10 nach Trendelenburg, 16 mit extrakorporalem Kreislauf; 14mal war präoperativ eine Angiographie durchgeführt worden, die 4mal zu einer Verschlechterung geführt hatte.

Kieny et al. (1978) berichten über insgesamt 87 pulmonale Embolektomien aus den Jahren 1962–1978. Von 48 nach Trendelenburg Operierten überlebten 10, von 39 mit extrakorporaler Zirkulation Operierten jedoch 35.

Limbourg et al. (1977) konnten 10 Patienten ohne fortgeschrittene kardiopulmonale Grundkrankheiten unter extrakorporaler Zirkulation und Hypo-

Tabelle 14. Änderung der hämodynamischen Befunde bei Lungenembolie durch Embolektomie. (Nach Limbourg et al. 1977)

	Präoperativ	Postoperativ
Zahl der untersuchten Patienten	10	9
Perfusionsdefekt in %	60,6	10,6
Schweregrad	14,9	3,9
Systolischer Pulmonal- arteriendruck in mmHg	58,5	24,9
Pulmonalarterieller Mitteldruck in mmHg	34,3	14,6
Rechtsventrikulärer enddiastolischer Druck in mmHg	14,4	5,1

thermie erfolgreich embolektomieren. Den Vergleich ihrer prä- und postoperativ erhobenen Befunde zeigt Tabelle 14.

Von 20 Embolektomien, über die Schulte et al. (1977) berichteten, starben alle 7 Patienten, die ohne extrakorporale Zirkulation operiert wurden; von den 13 mit extrakorporaler Zirkulation operierten Patienten überlebten 5 (2 starben intraoperativ, 4 postoperativ, 2 später an Sepsis bzw. ihrer Grundkrankheit).

Scheele et al. (1979) operierten 12 Patienten wegen Lungenembolie mit Herzstillstand; 5 Patienten überlebten ohne Dauerschaden, 5 verstarben an den Folgen der schweren Lungenembolie und 2 hatten keine Lungenembolie. Die 6 verstorbenen Patienten dieser Serie kamen nicht wegen, sondern trotz der Operation ad exitum.

Nach einer Sammelstatistik über 381 mit extrakorporaler Zirkulation durchgeführte pulmonale Embolektomien haben 211 (55,4%) Patienten diesen Eingriff überlebt (Flügel et al. 1978).

Cooper et al. (1976) berichten über eine erfolgreiche Spätembolektomie multipler peripherer Emboli bei einer 19jährigen Patientin, die 8 Tage mit Heparin und 30 h mit extrakorporaler Zirkulation vorbehandelt worden war. Voraussetzung für den Erfolg pulmonaler Spätembolektomie ist eine freie Lungengefäßperipherie (Satter 1980).

7.1.3 Folgerungen

Für die *Kliniken ohne die Möglichkeit einer extrakorporalen Zirkulation* ergibt sich bei Patienten mit massiver Lungenembolie die *Indikation zur Notfallembolektomie,* wenn:

1. reanimationsrefraktärer Herzstillstand vorliegt oder

2. therapieresistenter Schock mit unzureichender Minimalperfusion
   lebenswichtiger Organe besteht.

Wenn dieser in solchen Situationen letzte Rettungsversuch nicht von
vornherein zum Scheitern verurteilt sein soll, müssen alle Maßnahmen zeitlich und örtlich koordiniert sein (Kapral 1978). Die bestehende Skepsis gegenüber sinnvoller Realisationsmöglichkeit dieser
Maßnahmen (Scheele et al. 1979) sollte intensive Bemühungen nicht
verhindern. Diese beinhalten:

1. Transport eines Patienten mit weitestgehendem Verdacht auf fulminante Lungenembolie in den Operationssaal unter Beatmung
   (möglichst nach Intubation und mit Sauerstoff) und Herzmassage,
   während parallel dazu – nicht nachdem – die Operationsmannschaft alarmiert wird.
2. Alarmierung der Operationsmannschaft durch einen Gruppenruf.
   Ein Probealarm sollte alle 2 Wochen erfolgen.
3. Ein Operationsbesteck für die Notfallembolektomie muß ständig
   bereitstehen.
4. Tritt auf dem Weg in den Operationssaal oder dort der „Tod" ein,
   muß ohne weitere Diagnostik sofort operiert werden. Die Operation ist trotz diagnostischer Zweifel indiziert, wenn die einzige
   Überlebenschance für den Patienten in der umgehenden Beseitigung eines möglicherweise vorliegenden pulmonalen Embolus besteht. Selbst über mehr als 1 h weite reaktionslose Pupillen sind –
   besonders bei Anwendung von Sympathikomimetika – nach den
   Erfahrungen von Scheele et al. (1979) kein Beweis für eine irre-
   versible Hirnschädigung. Mit Verzögerung des Operationsbeginns
   nimmt allerdings das Risiko zu, einen Apalliker zu erzeugen.

Über die Operationstechnik (s. o.) entscheidet wohl in erster Linie die Erfahrung des betreffenden Operateurs. In Frage kommen die mediane Sternotomie und Hohlvenenunterbrechung bzw. die linksseitige Thorakotomie mit
Eröffnung des linken Pulmonalisstammes.

5. Besteht noch ein Minimalkreislauf oder trat er durch die Reanimationsmaßnahmen wieder auf, muß die Diagnose erhärtet werden
   durch Messung von Puls, Blutdruck, ZVD, EKG, ggf. UKG, neu-
   rologischem Status, Blutzucker und durch pulmonale Angiographie (notfalls nur am Bildwandler).
6. Je nach der gegebenen Situation bestehen dann folgende Alterna-
   tiven:

– Versuch der Trendelenburg-Operation,
– Versuch der Katheterembolektomie (s. Abschnitt 7.2),
– Beginn einer konservativen Therapie (s. Abschnitt 7.3) oder
– Verlegung in eine Thoraxchirurgische Klinik auf dem schnellsten Wege (Hubschrauber). Sie ist nur dann sinnvoll, wenn auf dem Transport die Weiterführung der internmedizinischen Intensivmaßnahmen (Sauerstoffbeatmung, ggf. Fibrinolyse, Kreislauftropf) gewährleistet ist.

Eine sekundäre Indikation zur Trendelenburg-Operation besteht, wenn

a) trotz reiner Sauerstoffbeatmung bei emboliebedingter Ateminsuffizienz der pO_2-Gehalt erniedrigt bleibt,

b) trotz konservativ intensivmedizinischer Maßnahmen (Fibrinolyse) sich ein zunehmender kardiogener Schock entwickelt oder

c) eine Fibrinolyse strikt kontraindiziert ist.

In *Kliniken mit der Möglichkeit zur extrakorporalen Zirkulation* kann die Indikation zur pulmonalen Embolektomie weiter gestellt werden, da die „Bypassembolektomie" per se kein so hohes Risiko beinhaltet. Je weniger bedrohlich der Zustand des Patienten ist, desto weiter muß allerdings präoperativ die Diagnose der Lungenembolie gesichert sein. Die Indikation zur pulmonalen Embolektomie mit venoarteriellem Bypass ist grundsätzlich bei massiven Lungenembolien (Definition s. o.) gegeben, wenn

1. der Patient im Schock ist und sich dieser nicht innerhalb der zur Operationsvorbereitung nötigen Zeit beheben läßt (bei Patienten ohne Schock ist zunächst eine intensive konservative Therapie zu bevorzugen) oder

2. eine Fibrinolyse strikt kontraindiziert ist (s. Abschnitt 7.3).

Bei submassiver oder kleiner Lungenembolie ist das Risiko der pulmonalen Embolektomie höher als jenes des Spontanverlaufs.

Eine pulmonale Embolektomie ist nach Satter (1980) kontraindiziert bei

1. rezidivierenden Embolien mit freien zentralen Gefäßen,

2. pulmonalarteriellem Druck über 70 mmHg,

3. vorbestehender schwerer kardiopulmonaler Insuffizienz und

4. schweren Gerinnungsdefekten.

Eine venöse Sperroperation an der V. cava inferior ist auch nach der mit der Herz-Lungen-Maschine durchgeführten pulmonalen Embolektomie in gleicher Sitzung anzustreben und noch eher zu vertreten als nach einer Notfallembolektomie, da der Gesamteingriff schonender durchgeführt bzw. der Zustand des Patienten durch die extrakorporale Zirkulation verbessert werden konnte. Nach der pulmonalen Embolektomie ist mit besonderer Sorgfalt auf die Entwicklung eines hämorrhagischen Lungenödems bzw. einer Schocklunge zu achten (Kapral 1978), die bei längerem Bestehen der Embolie auf eine ischämische Schädigung des Kapillarbetts zurückgeführt wird (Garvey et al. 1976); pulmonale Hypertonie und Heparinisierung sollen seine Entstehung begünstigen.

7.2 Katheterembolektomie

7.2.1 Grundlagen

Die Extraktion der obliterierenden pulmonalen Emboli mit einem lenkbaren Saugkatheter, von Greenfield et al. (1969) inauguriert, bietet gegenüber der operativen Embolektomie den Vorteil, weder Thorakotomie noch Narkose zu benötigen. Todesfälle infolge rezidivierender Embolisierung führten zur Entwicklung von Filtervorrichtungen, die unmittelbar nach der Embolektomie eingeführt werden können (Greenfield et al. 1973; 1978).

7.2.2 Ergebnisse

Greenfield et al. (1974) berichteten zunächst über 10 Patienten, 1976 über 13 Patienten mit akuter, massiver Embolie, von denen sie 8 bzw. 9 erfolgreich mit der Kathetertechnik behandeln konnten. Die von 1975–1977 bei 15 Patienten mit akuter massiver Lungenembolie unternommene intravenöse Katheterembolektomie gelang in 13 Fällen (Greenfield u. Zocco 1979); je ein Patient starb während bzw. nach der pulmonalen Angiographie. Von den zunächst erfolgreich behandelten Fällen starb einer nach der Embolektomie an einer Lungenarterienruptur durch den Swan-Ganz-Katheter. Lungenembolierezidive traten nicht auf. Über 10 Erfolge bei 12 Patienten berichten Hietala und Greenfield (1980).

7.2.3 Folgerungen

Die Katheterembolektomie kann in dafür eingerichteten Abteilungen in Frage kommen, wenn bei massiver pulmonaler Embolie sowohl Embolektomie als auch Thrombolyse strikt kontraindiziert sind. Alternativ kann ggf. mit einem konventionellen Angiographiekatheter versucht werden, die massiven Emboli zu fragmentieren.

7.3 Fibrinolyse

7.3.1 Grundlagen

Mit der *körpereigenen Fibrinolyse* besitzt der Organismus die Möglichkeit, Thromben bzw. Emboli aufzulösen. Körpereigene Lysokinasen wandeln Plasminogenproaktivator in einen Aktivator um, der aus noch vorhandenem Plasminogenproaktivator das eigentlich fibrinolytisch wirksame Plasmin erzeugt. Dieses proteolytische Enzym zerlegt nicht nur Fibrin in Fibrinopeptide, sondern auch Fibrinogen in Fibrinogenopeptide, greift aber auch andere Gerinnungsproteine an. Im Plasma physiologischerweise vorhandene Inhibitoren hemmen diese Vorgänge bzw. verhindern eine überstarke Fibrinolyse.

Der in vielen Details noch wesentlich komplexere Vorgang der Fibrinolyse bewirkt demnach

1. eine Thrombolyse durch Abbau des Fibrins,
2. eine Senkung der Blutviskosität durch Abbau des Fibrinogens,
3. eine Antikoagulation durch gerinnungshemmende Eigenschaften der Fibrino(geno)peptide (= Antihrombin VI) und Abbau weiterer Gerinnungsproteine.

Durch die Zufuhr von *Streptokinase* bzw. *Urokinase* wird diese spontane Fibrinolyse gesteigert. Streptokinase, ein aus Kulturfiltraten von Streptokokken gewonnenes Präparat, wirkt als Lysokinase, Urokinase wirkt als Aktivator des fibrinolytischen Systems. Unter *therapeutisch gesteigerter Fibrinolyse* laufen grundsätzlich die gleichen o. g. Vorgänge ab, jedoch in wesentlich stärkerer Weise. Sehr hohe Dosen von Streptokinase führen allerdings zu einem raschen Verbrauch von Plasminogenproaktivator, so daß dem Aktivator schließlich kein Plasminogen mehr zur Erzeugung von Plasmin zur Verfügung steht.

Da aber Streptokinase dank ihres niedrigen Molekulargewichtes leicht in den Thrombus eindringt (Thrombembase), setzt sich die Endothrombolyse auch hierbei fort, während die Exothrombolyse vermindert ist und eine Viskositätssenkung mangels Fibrinogenverminderung nicht auftritt.

Obwohl es tierexperimentelle und klinische Belege dafür gibt, daß die *spontane Lyse* zur Auflösung pulmonaler Emboli in der Lage ist (Fred et al. 1965; 1966; Hermann et al. 1978), kann im Einzelfall nicht vorhergesagt werden, ob dies genügend rasch eintritt, um eine kritische Verlegung des Gefäßquerschnittes zu beseitigen. Letztlich beruht die auch unter alleiniger antikoagulatorischer (= thrombostatischer) Therapie mit Heparin auftretende Besserung im Verlauf der akuten Lungenembolie darauf, daß mit der Verhütung weiterer appositioneller Thrombosen der körpereigenen Fibrinolyse bessere Chancen geboten werden.

Van de Loo und Asbeck (1973) heben als *Vorteile der Fibrinolysetherapie* der Lungenembolie hervor, daß die Fibrinogenolyse zu einer Verbesserung der Mikrozirkulation führt, partielle Lysen schon eine Besserung des Gesamtzustandes herbeiführen können und gleichzeitig das Quellgebiet rezidivierender Embolien saniert wird.

Nach Prätorius (1977) kann bei persistierender pulmonaler Hypertonie nach Lungenembolie die Frage einer Spätfibrinolyse durchaus diskutiert werden.

Selbstverständlich dürfen die möglichen *Nebenerscheinungen* einer fibrinolytischen Therapie nicht außer acht gelassen werden. Sie bestehen in

1. hämorrhagischen Komplikationen,
2. Mobilisation venöser, kardialer bzw. arterieller Thromben zu Lungen- oder arteriellen Embolien und
3. allergischen Reaktionen auf die Streptokinase, wie es sie bei Verwendung von Urokinase, die aus Menschenharn gewonnen wird, nicht gibt.

Daraus leiten sich folgende *Kontraindikationen* ab:

1. Bluthochdruck, aktuell über 200/120 mmHg, anamnestisch bei schwerer Hypertonie, auch wenn diese medikamentös gut eingestellt ist, da mit Vorhandensein einer hypertensiven Enzephalopathie gerechnet werden muß,
2. abgelaufene zerebrovaskuläre Insulte, schwere Zerebralsklerose,

3. floride Blutungen an inneren Organen,
4. kurz zurückliegende Operationen und Arterienpunktionen,
5. Gravidität bis zur 17. Woche,
6. hämorrhagische Diathesen (mit Ausnahme einer Verbrauchskoagulopathie beim Schock),
7. Streptokokkeninfekt bzw. Streptokinasebehandlung in den letzten 6 Monaten. In diesen Fällen stellt Urokinase die Therapie der Wahl dar;
8. bei Vitien mit Vorhofflimmern bzw. -flattern wegen der Gefahr einer Mobilisation von Vorhofthromben und
9. bei schweren Augenhintergrundsveränderungen, insbesondere bei fortgeschrittenem Diabetes mellitus wegen der Möglichkeit einer Einblutung.

Inwieweit man sich über diese Kontraindikationen im Einzelfall bei schwerer Lungenembolie hinwegsetzen kann, ja sogar muß, wird im Abschnitt 7.3.3 näher besprochen werden. Vorangegangene Hämoptysen sind keine Kontraindikation (Ferlinz 1976).

7.3.2 Ergebnisse

Browse und James (1964) konnten bei allen 4 behandelten Fällen mit intermittierender Gabe von Steptokinase einen Erfolg erzielen, wiesen aber darauf hin, daß ähnliches auch nach alleiniger Heparinbehandlung beschrieben sei.
Sasahara et al. (1967) behandelten 8 pulmonalangiographisch bewiesene Fälle mit Urokinase über 24 h und sahen 2mal eine deutliche, 3mal eine ausreichende sowie 2mal eine minimale Besserung.
Tow et al. (1967) berichteten über 13 Lungenembolien mit 6–8stündiger Anwendung von Urokinase, womit sie 7mal eine lungenszintigraphisch belegbare, dramatische Besserung erzielen konnten.
Hirsh et al. (1968) konnten bei 18 Fällen mit massiver Lungenembolie durch Applikation von Streptokinase in die A. pulmonalis 12mal eine deutliche pulmonal-angiographisch und durch hämodynamische Messungen belegte Besserung erzielen; 2 Patienten starben. Eine vergleichsweise bei 3 Patienten durchgeführte Heparintherapie ergab keine signifikante Änderung der Befunde.
Genton und Wolf (1968) behandelten 13 Patienten mit Lungenembolien über 6–8 h mit Urokinase; bei allen 5 akuten Fällen trat eine angiographisch und hämodynamisch bewiesene Besserung ein; die 4 subakuten Fälle besserten sich klinisch gut, die 3 chronischen Fälle jedoch nicht.
Chestermann et al. (1969) konnten 3 von 4 Patienten mit größerer Lungen-

embolie durch eine schematisch dosierte Streptokinasebehandlung über 5–70 h retten; ein Patient mit vorbestehender ischämischer Veränderung starb.

Von 6 Patienten mit 4–48 h zurückliegender schwerer Lungenembolie überlebten nach Kakkar und Raftery (1970) unter Streptokinase 4 Patienten.

Malinowskij und Natradze (1975) behandelten 25 von 29 Lungenembolien mit Streptokinse und 11 von 17 Fällen mit Fibrinolysin und Heparin jeweils erfolgreich.

Sautter et al. (1967) berichteten 1967 über gute Ergebnisse bei 10 Fällen mit Urokinasetherapie, die sie bei Patienten mit Kreislaufschock infolge Lungenembolie für risikoärmer halten als die Embolektomie.

Edwards et al. (1973) infundierten bei 9 pulmonalangiographisch gesicherten Lungenembolien unmittelbar nach der Angiographie 200 000–300 000 E Urokinase innerhalb von 2 h in die Pulmonalarterie und konnten eine Besserung bei 8 Patienten bereits 1 h nach Infusionsbeginn nachweisen, die auch danach anhielt. Angiographische Kontrollen zeigten nach 12 h bei allen eine Besserung, aber noch Reste von Thromben.

Turpie et al. (1973) konnten bei 3 Patienten mit massiven Emboli diese durch kleine Dosen Streptokinase bei gleichzeitiger voller Heparinisierung auflösen. Ungünstige Resultate einer Streptokinasebehandlung der akuten Lungenembolie teilten Schwartz et al. (1973) mit, die wegen schwerer thromboembolischer Komplikationen bei allen 3 Fällen die Studie beendeten.

Wilcox und Jarkowski (1971) verglichen die Behandlungsergebnisse unter Berücksichtigung des Schweregrades der Lungenembolie, den sie anhand angiographischer und hämodynamischer Kriterien beurteilten. Bei akuter, massiver Lungenembolie mit angiographisch mehr als zu 50% verlegter Strombahn und einem cardiac index unter 1,75 l/min/m^2 starben unter Heparinbehandlung alle 5 Patienten, unter Thrombolysin überlebten 5 von 6 Patienten. Bei akuter, schwerer Lungenembolie mit angiographisch mehr als zu 50% verlegter Strombahn und einem cardiac index über 1,75 l/min/m^2 wurde mit Heparin bzw. Thrombolysin und nachfolgender Ligatur der V. cava inferior behandelt: In der Heparingruppe starben 7 von 8 Patienten (davon 5 im Zusammenhang mit der Kavaligatur), in der Thrombolysingruppe nur 1 Patient von 16. Kleine Lungenembolien wurden von allen 23 mit Heparin behandelten Fällen überlebt.

Vergleichende Untersuchungen mit der seit Barritt und Jordan (1960) als Standardtherapie der Lungenembolie geltenden Behandlung mit Heparin wurden seit 1971 vorgelegt:

Hirsh et al. (1971) sahen unter Heparin bei 10 akuten Lungenembolien nur 2mal, bei 14 über 24 h mit Streptokinase behandelten Patienten stets eine Besserung. Von den 7 erfolglos mit Heparin behandelten Patienten konnten 4 mit Streptokinase doch noch gebessert werden.

Miller et al. (1971) behandelten 8 Fälle akuter Lungenembolie mit Heparin und 15 mit Streptokinase – jeweils über 72 h. Der aus pulmonalangiographischen Kriterien gebildete Index ging während Heparinbehandlung von 23,9 auf 21,8, während Streptokinasebehandlung von 24,3 auf 9,7 zurück.

Hyers et al. (1970, 1971) fanden in Auswertung des ersten Urokinaseversuchs an 78 mit Heparin und 82 mit Urokinase behandelten Lungenembolien, daß im Szintigramm bereits 24 h nach Therapiebeginn in der Urokinasegruppe eine deutlichere Besserung (23,7%) gegenüber der Heparingruppe (7,5%) zu verzeichnen war. Von 8 untersuchten hämodynamischen Parametern zeigten 6 (Mitteldruck im rechten Vorhof, rechtsventrikulärer enddiastolischer Druck, rechtsventrikulärer systolischer Druck, Pulmonalarterienmitteldruck, pulmonaler Gefäßwiderstand, arterieller pO_2) eine Besserung in der Urokinasegruppe, 2 Kriterien (avO_2-Differenz, cardiac index) waren normal und blieben unverändert. Die Patienten der Urokinasegruppe zeigten eine deutlichere angiographische und hämodynamische Besserung, wenn sie jünger waren, früher (unter 2 Tage) behandelt wurden und stärkere Abweichungen der Ausgangsbefunde zeigten. Allerdings waren in dieser Untersuchungsreihe bis zu 5 Tage alte Lungenembolien enthalten.

Tibbutt et al. (1974) legten eine randomisierte, kontrollierte Studie an 30 Patienten mit lebensbedrohlicher Lungenembolie vor, in der die Wirkung der Streptokinase (n = 13) mit der von Heparin (n = 17) verglichen wurde. In dieser Studie waren 8 Patienten der oben zitierten Untersuchung von Miller et al. (1971) enthalten. Bei 29 der 30 Patienten betrug die Zeitspanne zwischen Embolie und Therapiebeginn mehr als 6 h. Der angiographische Index besserte sich in der Streptokinasegruppe von 21,9±6,1 auf 8,6±5,9, d. h. um 61%, in der Heparingruppe von 18,6±5,7 auf 15,8±7,0, d. h. um 15%; der Unterschied ist statistisch gesichert (p < 0,001). Der systolische pulmonalarterielle Druck fiel in der Streptokinasegruppe von 46,2±10,9 auf 30,6±8,6 mmHg, in der Heparingruppe von 46,9±10,9 nur auf 43,1±15,4 mmHg; die Differenz zwischen der Streptokinase- und Heparingruppe war mit p < 0.05 statistisch gesichert. Der Unterschied im pulmonalarteriellen Mitteldruck war weniger deutlich: In der Streptokinasegruppe fiel er von 30,8±6,4 auf 18,5±5,9 mmHg, in der Heparingruppe von 34,3±10,5 auf 29,6±12,4 mmHg. Die weiteren hämodynamischen Parameter (rechtsventrikulärer enddiastolischer Druck, Gesamtwiderstand der Lungenstrombahn, avO_2-Differenz, arterielle O_2-Sättigung, cardiac index) zeigten keine signifikante Änderung.

Ein Patient der Heparingruppe starb 18 h nach Therapiebeginn an einer 2. Embolie; 6 weitere Patienten verschlechterten sich, bei 4 von ihnen wurde eine pulmonale Embolektomie nötig, bei 2 Patienten wurde die Behandlung von Heparin auf Streptokinase umgestellt, einer davon schließlich noch embolektomiert: Alle diese Therapieversagen hatten (außer einem) eine sehr weitgehende Verlegung der Lungenstrombahn und einen Blutdruck unter 100 mmHg.

Nachuntersuchungen an 7 Patienten der Streptokinasegruppe und 11 Patienten der Heparingruppe nach 6 Monaten ergaben nur bei 2 Patienten eine Belastungsdyspnoe und nur bei einem Patienten (der Heparingruppe) eine pulmonale Hypertonie.

Miller et al. (1977) berichteten über 35 Patienten mit isolierter akuter massiver Lungenembolie, von denen 17 Streptokinase und 18 – nur teilweise ran-

Tabelle 15. Behandlungsergebnisse bei akuter, massiver Lungenembolie. (Nach Miller et al. 1977)

Art der Therapie	Embolektomie		Streptokinase		Heparin		Summe	
Schock	+	−	+	−	+	−	+	−
Gesamtzahl	33		17		18		68	
	23	10	8	9	10	8	41	27
Behandlungsversager	0		1		5		6	
	0	0	1	0	4	1	5	1
Todesfälle	7		2[a]		2		11	
	6	1	2[a]	0	1	1	9	2
Embolierezidive			1		2		3	
	0	0	1	0	1	1	2	1

[a] Ein Patient starb 3 Monate später an einer Rezidivembolie

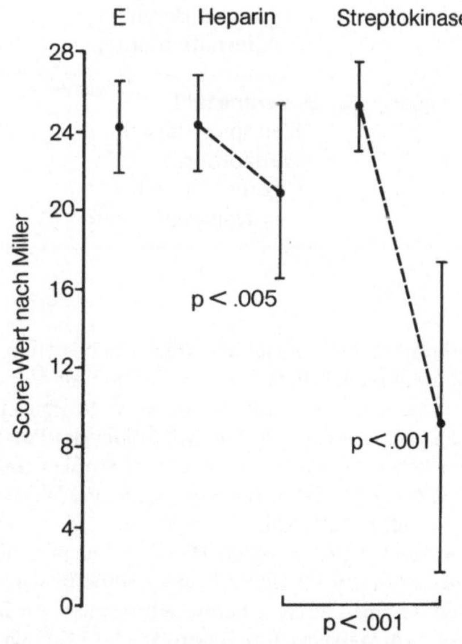

Abb. 8. Änderung der Score-Werte unter verschiedener Behandlung akuter, massiver Lungenembolien (*E* pulmonale Embolektomie). (Nach Miller et al. 1977)

Tabelle 16. Therapieergebnisse bei Lungenembolie. (Nach Scheele et al. 1979)

Hypo-tonie	Herz-still-stand		Embolek-tomie	Fibrin-olyse	Heparin
−	−	Patientenzahl	17	17	42
		Therapieversager	0	0	5
		verstorben	0	0	3
		gerettet durch Alternativtherapie	0	0	2
+	−	Patientenzahl	54	16	31
		Therapieversager	4	5	12
		verstorben	4	1	4
		gerettet durch Alternativtherapie	0	4	8
+	+	Patientenzahl	40	3	7
		Therapieversager	21	1	4
		verstorben	21	1	4
		gerettet durch Alternativtherapie	0	0	0
Summe		Patientenzahl	111	36	80
		Therapieversager	25	6	21
		verstorben	25	2	11
		gerettet durch Alternativtherapie	0	4	10

domisiert! – Heparin erhielten. Bei bestehendem Schock starben unter diesen Maßnahmen 2 Patienten, 5 mußten als Versager der primären Therapie sekundär einer Embolektomie bzw. Streptokinasetherapie zugeführt werden. Lag kein Schock vor, verstarb keiner der Patienten, 3 mit Heparin Behandelte mußten sekundär eine andere Therapie erfahren (Tabelle 15). Über die unterschiedliche Beeinflußung des Score-Wertes durch Heparin bzw. Streptokinase informiert Abb. 8.

Ly et al. (1978) legten die Ergebnisse einer randomisierten Studie an 25 Patienten mit schwerer Lungenembolie vor, von denen 14 mit Streptokinase und 11 mit Heparin behandelt wurden. In der Heparingruppe starb ein Patient an massiver Lungenembolie 15 h nach Therapiebeginn. Der angiographische Index konnte durch 72stündige Behandlung mit Streptokinase von $21{,}6\pm6{,}6$ auf $10{,}2\pm6{,}7$, mit Heparin von $16{,}5\pm6{,}3$ nur auf $13{,}1\pm7{,}6$ reduziert werden; der Unterschied in der Besserung war signifikant ($p < 0{,}01$).

94

Eine von Scheele et al. (1979) zusammengestellte Sammelstatistik lieferte ein ähnliches Bild (Tabelle 16).

In einer zweiten Urokinase-Streptokinase-Lungenembolie-Studie (USPET) an insgesamt 167 Patienten wurden die Wirkungen einer 12- bzw. 24stündigen Urokinasetherapie mit jenen einer 24stündigen Streptokinasetherapie verglichen (Bell 1974, 1975; Sasahara et al. 1975). Bemerkenswerterweise war der Zeitabstand vom Auftreten der Lungenembolie bis zum Therapiebeginn bei 61 der 167 Patienten (31%) mehr als 48 h. Nur 12 der 155 Patienten waren zu Beginn der Therapie hypotensiv. Dies läßt darauf schließen, daß der Anteil der lebensbedrohlichen Fälle in dieser Studie nicht sehr hoch war; das erklärt auch die niedrige Letalitätsrate zwischen 7 und 9% innerhalb der ersten 2 Wochen in allen 3 Therapiegruppen. Statistisch zu sichernde Unterschiede in der Wirkung von Urokinase und Streptokinase ließen sich weder bei pulmonalangiographischen und lungenszintigraphischen noch bei hämodynamischen Messungen nachweisen.

Über Erfolge nach Injektion sehr hoher Dosen Streptokinase in dramatischen Situationen berichteten Borst u. Wolf (1976), Jester u. Langheinrich (1977), Köstering et al. (1977), Renkes-Hegendörfer u. Hermann (1974) sowie Unseld et al. (1978), zusammenfassend Borst (1980).

Eine Übersicht über Indikation und Ergebnisse der Fibrinolyse bei Lungenembolie einschließlich eigener Erfahrungen findet sich bei Heinrich (1980). Hämorrhagische Komplikationen wurden in der UPET-Studie (Genton u. Hirsh 1975) bei 45% während Fibrinolysetherapie und bei 27% während Heparintherapie beobachtet.

7.3.3 Folgerungen

Von der zur Desobliteration der embolisch verlegten Pulmonalarterie geeigneten Verfahren ist die Thrombolyse jenes, das am raschesten einsatzfähig und nahezu überall verfügbar ist. Nach einer unter westdeutschen und Westberliner Kliniken veranstalteten Umfrage (Heinrich 1977) sind 71,3% der antwortenden Abteilungen grundsätzlich in der Lage, eine fibrinolytische Behandlung durchzuführen. Die Indikation zu dieser Therapie richtet sich nach Schweregrad und ggf. vorhandenen Alternativmöglichkeiten:

1. Bei *fulminanter Lungenembolie* und fehlender Möglichkeit zur sofortigen Embolektomie stellt die Fibrinolyse das einzige erfolgversprechende Verfahren dar. In derart dramatischen Fällen sollte möglichst rasch Streptokinase u. U. in hoher Dosierung (1 Mio E in wenigen min) zugeführt werden, zumeist wohl unter gleichzeitig intensiv durchgeführten Reanimationsmaßnahmen. Angesichts der spontanen Letalität von 100% muß man sich über Kontraindi-

kationen jeglicher Art gegen eine Fibrinolyse hinwegsetzen. In solchen verzweifelten Situationen ist jeder überlebende Fall ein großartiger Erfolg. Konnte mit Streptokinase eine so weitgehende Besserung erzielt werden, daß eine pulmonale Angiographie bzw. der Transport in eine Klinik mit den Einrichtungen zur pulmonalen Embolektomie zumutbar erscheinen, ist zu entscheiden, ob diese Maßnahmen zu veranlassen oder die Fibrinolyse fortzuführen sind. Es gelten dann die unter 2. genannten Indikationskriterien. Der Auffassung von Bruhn (1978), daß eine Streptokinasetherapie im allgemeinen nur dann indiziert ist, wenn es gelingt, vor Behandlungsbeginn den Kreislauf zu stabilisieren, kann ich nicht zustimmen. Vielmehr soll diese Therapie ja dazu führen, den Kreislauf in Gang zu bringen.

Bei fulminanter Lungenembolie und gegebener Möglichkeit zur sofortigen Embolektomie ist letztere vorzuziehen. Das Vorgehen in diesen Fällen wurde im Abschnitt 7.1 beschrieben.

2. Bei *massiver Lungenembolie* mit noch vorhandenem Minimalkreislauf ist m. E. eine fibrinolytische Therapie unverzüglich einzuleiten und während der laufenden Therapie die Diagnostik durchzuführen. Für diese Entscheidung halte ich den hinreichend gesicherten Verdacht auf eine massive Lungenembolie für ausreichend. Die bei massiver Lungenembolie i. allg. nur sehr geringe Überlebenszeit von 30–60 min sollte nicht durch zeitraubende vorangestellte Diagnostik (selbst der Transport in die entsprechenden Untersuchungsräume benötigt Zeit) vergeudet, sondern für eine wirksame Soforttherapie genutzt werden. Zwar ist bei der massiven Lungenembolie mit einer Quote von 10% Fehldiagnosen zu rechnen, doch handelt es sich dabei zumeist um Krankheiten (Herzinfarkt, septischer Schock), bei denen eine Fibrinolyse nicht kontraindiziert ist. Aus diesen Gründen ist der hinreichende Verdacht auf massive Lungenembolie m. E. die einzige Indikation, bei der der Hausarzt bzw. der hinzugerufene Notarzt bereits außerhalb des Krankenhauses eine Streptokinasetherapie einleiten darf, ja sogar sollte. Strikte Kontraindikationen sind gegen die spontanen Überlebenschancen abzuwägen – eine nicht immer einfache Entscheidung!

Nach Bestätigung der Diagnose durch pulmonale Angiographie (ggf. nach Verlegung des Patienten in eine dafür eingerichtete

Klinik) ist zu entscheiden, ob die Fibrinolyse weitergeführt wird oder eine pulmonale Embolektomie angezeigt ist. Letztere ist nach Sasahara und Barsamian (1973) anzustreben, wenn nach 1 h maximaler medikamentöser Therapie folgende Kriterien vorliegen:

1. systolischer Druck unter 90 mmHg,
2. Urinausscheidung unter 20 ml/h und
3. arterieller pO_2 unter 60 mmHg.

Nach Limbourg et al. (1977) können die folgenden angiographischen bzw. hämodynamischen Kriterien zur Indikation für eine pulmonale Embolektomie herangezogen werden:

1. Verlegung der Lungenstrombahn von mehr als 50%,
2. pulmonal-arterieller Mitteldruck über 30 mmHg und
3. rechtsventrikulärer enddiastolischer Druck über 10 mmHg.

Eine bereits begonnene fibrinolytische Therapie bedeutet erfahrungsgemäß keine wesentliche Erschwerung einer doch noch nötig werdenden Operation (Lasch 1969).

Bei strikten Kontraindikationen gegen Fibrinolyse ist primär die Operation anzustreben. Eine massive Lungenembolie mit eingetretenem Herzstillstand ist wie eine fulminante Lungenembolie zu betrachten (s. o.).

3. Bei *submassiver Lungenembolie* ist nach diagnostischer Sicherung eine Fibrinolyse zu empfehlen, da nur sie in der Lage ist, die pulmonalen Gefäßreserven rasch zu erhöhen. In diesen nicht primär vital bedrohlichen Situationen sind allerdings Kontraindikationen gegen eine Fibrinolyse sehr viel schwerer zu werten; sind solche vorhanden, ist eine Antikoagulation vorzuziehen.

4. *Kleine Lungenembolien* stellen keine Indikation für eine Fibrinolysetherapie dar, da hiermit das Pulver gegen eine später evtl. erfolgende, größere Embolie verschossen würde.

Die *Dosierung* der Streptokinase beträgt im allgemeinen initial 250 000 E/20 min, nachfolgend 100 000 E/h. In dramatischen Fällen sollten 1 mio E in wenigen Minuten appliziert werden.

Urokinase wird ebenfalls initial mit 250 000 E/20 min und nachfolgend mit 100 000 E/h verabfolgt.

Die *Dauer* der fibrinolytischen Therapie richtet sich nach Erfolg und bestehenden Kontraindikationen. Im allgemeinen ist die kritische Bedrohung rasch, d. h. spätestens nach mehreren Stunden beseitigt.

Tabelle 17. Antidotdosierung zur Aufhebung fibrinolytischer Wirkung (Abkürzungen s. Text). (Mod. nach Theiss 1978)

Präparat	Dosierung	
	Initial	Erhaltung (im allg. für 10 h)
EACA	4–6 g	1 g/h
AMCHA	0,5 g	0,25 g/h bzw. 10 mg/kg
p-Aminomethylbenzoesäure	0,05–0,15 g	0,3 g/24 h
Aprotinin	500 000 KIE	50–100 000 E/h

Bestehen keine Kontraindikationen, führen wir die Therapie im allgemeinen bis zu 3 Tagen durch, um auch Thromben im Venensystem zu beseitigen. Bestehen relative Kontraindikationen, ist die Streptokinasetherapie früher zu beendigen, d. h. sobald die vitale Bedrohung beseitigt erscheint.

Zur *Überwachung* der fibrinolytischen Therapie sollten täglich mindestens einmal bestimmt werden:

1. die *Plasmathrombinzeit;* sie soll auf das 2–3fach der Norm verlängert sein und

2. der Fibrinogengehalt, der möglichst unter 100 mg/100 ml absinken soll.

Als *Antidot* kommen ε-Aminocapronsäure (Fa. Behringwerke, Fa. Roche) bzw. Tranexamsäure (AMCHA) (Anvitoff der Fa. Knoll, Cyklokapron der Fa. Kali-Chemie, Ugurol der Fa. Bayer) oder p-Aminomethylbenzoesäure (Gumbix der Fa. Kali-Chemie, Styptosolut der Fa. Delta-Pharma) oder Aprotinin (Antagosan der Fa. Behringwerke, Trasylol der Fa. Bayer) in Frage (Tabelle 17). Diese Antagonisten sollten bei lebensbedrohlichen Blutungen eingesetzt werden (Theiss 1978); andernfalls kann das Abklingen der fibrinolytischen Wirkung abgewartet werden. Zu warnen ist vor einer Substitution des Humanfibrinogens oder anderer Gerinnungsfaktoren während einer Fibrinolysetherapie, da diese unter dem Feuer der Lyse zerstört würden und ihre Spaltprodukte die Blutungsneigung bedrohlich verstärken könnten.

Der *Übergang auf Antikoagulation* muß therapeutische Lücken vermeiden. Da nach Beendigung der Fibrinolyse noch für einige Stunden Spaltprodukte vorhanden sind, dosieren wir das Heparin in den ersten 12 h nach Lyseende etwas niedriger, i. allg. 7500–10 000 E/12h, danach in voller üblicher Höhe, d. h. 30 000–60 000 E/24 h unter Kontrolle der Thrombinzeit.

7.4 Antikoagulation

7.4.1 Grundlagen

Wie bei allen thromboembolischen Erscheinungen, so kann auch bei der Lungenembolie eine Antikoagulation im strengen Sinne nur prophylaktisch wirken, in dem sie:

1. ein appositionelles Wachstum der in die Lungenstrombahn embolisierten Thromben verhütet und
2. die Entstehung weiterer venöser Thromben bzw. deren Vergrößerung verhindert.

Obgleich sie nicht direkt thrombolytisch wirkt, schafft sie günstigere Voraussetzungen für die körpereigene Fibrinolyse. Die Loslösung und Embolisation im Venensystem bereits vorhandener Thromben wird durch eine Antikoagulation selbstverständlich nicht verhindert. Bei akuter Lungenembolie ist Heparin zu bevorzugen, da es bei Anwesenheit von genügend Antithrombin III sofort den Gerinnungsablauf unterdrückt, während Phenprocoumon (Marcumar) oder andere Dicumarol- bzw. Phenylindandionpräparate als Antagonisten der Vitamin-K-abhängigen Synthese von Gerinnungsproteinen in der Leber eine längere Zeit bis zur Entfaltung ihrer Wirkung benötigen.

7.4.2 Ergebnisse

Seit Barritt und Jordan (1960) gilt die Behandlung mit Heparin als Standardtherapie der Lungenembolie. Auf die Resultate einer Heparintherapie wurde bei der Besprechung der Wirkungen fibrinolytischer Therapie bereits vergleichend eingegangen; hierauf sei hier ausdrücklich verwiesen (s. Abschnitt 7.3). Dalen et al. (1969) fanden bei alleiniger Heparinbehandlung von 15 Patienten mit Lungenembolie innerhalb von 7 Tagen nur minimale angiographische oder hämodynamische Veränderungen. Nach 10–21 Tagen hatte sich allerdings der Druck im rechten Herzen auf normale Werte gesenkt und es fanden sich unzweideutige angiographische Zeichen einer Verkleinerung der Emboli;

eine komplette Auflösung war allerdings nur bei 3 Patienten nachweisbar, bei
den anderen persistierten die angiographischen und hämodynamischen Veränderungen noch nach Wochen.
Nach Genton und Hirsh (1975) sollen bei älteren Frauen häufiger Blutungskomplikationen unter einer Antikoagulantientherapie auftreten; diese Autoren weisen auf die Abhängigkeit dieser Komplikation von Gerinnungskon-
trollwerten hin.

7.4.3 Folgerungen

Eine Antikoagulation – in der Regel Heparin – ist bei Lungenembolie unter folgenden Bedingungen indiziert:
1. Bei *fulminanter* Lungenembolie kommt sie nur dann in Frage,
   wenn Embolektomie und Fibrinolyse absolut unmöglich sind.
2. Auch bei *massiver* Lungenembolie gebühren der Fibrinolyse bzw.
   Embolektomie der absolute Vorrang vor einer Heparintherapie.
   Diese ist nur bei strikten Kontraindikationen gegen die desobliterierenden Therapieformen einzusetzen, ggf. noch vor diesen
   Behandlungsverfahren, so lange die diagnostischen Maßnahmen
   zur Sicherung der Lungenembolie bzw. Beurteilung ihres Schweregrades im Gange sind. Notfalls kann unmittelbar vor Einleitung einer fibrinolytischen Therapie oder während einer pulmonalen Embolektomie eine überstarke Heparinwirkung durch intravenöse Gabe von Protaminsulfat aufgehoben werden.
3. Bei *submassiver* Lungenembolie ist die Heparinbehandlung gegen die Fibrinolyse abzuwägen. Heparin ist bei diesem Schweregrad dann zu bevorzugen, wenn relative Kontraindikationen gegen eine Fibrinolyse vorliegen und wenn die Lungenembolie
   schon länger zurückliegt, woraus bei submassiver Form zu schließen ist, daß der Patient die aufgetretenen Beeinträchtigungen
   hinreichend kompensieren konnte.
4. *Kleine* Lungenembolien stellen eine eindeutige Indikation für die
   Antikoagulation dar, da hierbei die aggressiven Therapieverfahren nicht gerechtfertigt sind.
5. Bei *Verdacht* auf eine Lungenembolie sollte in jedem Falle sofort
   eine Antikoagulation erwogen werden. Bei hinreichendem Verdacht auf massive oder fulminante Lungenembolie halte ich die
   unverzügliche Einleitung einer fibrinolytischen Therapie für in-

diziert (s. o.); ist der Verdacht nicht zu zwingend oder die vermutete Embolie nur als submassiv oder klein zu bezeichnen, ist die Durchführung einer Antikoagulation nach Abwägung evtl. Kontraindikationen so lange zu empfehlen, bis der Verdacht durch zügig durchzuführende Diagnostik bestätigt oder ausgeräumt ist.

6. Die *Dauer* der Antikoagulation sollte bei bzw. nach Lungenembolie 6–12 mon betragen. Diese Zeit ist weniger wegen der pulmonalen Strombahnverlegung als vielmehr wegen der fast immer anzunehmenden, wenn irgend möglich nachzuweisenden Venenthrombose zu fordern, deren Rekanalisation es vor neuen Thrombosen zu schützen gilt. Die Antikoagulation muß auch nach thrombolytischer Beseitigung der pulmonalen Emboli und ebenso nach pulmonaler Embolektomie gefordert werden; über die Indikation nach Durchführung von Cavasperrmaßnahmen s. Abschnitt 8.3 u. 8.4.

7. Die *Einleitung* der Antikoagulation sollte wegen des rascheren Wirkungseintritts mit Heparin erfolgen, ihre Durchführung nach überlappender Umstellung mit einem oralen Antikoagulans. Thrombozytenaggregationshemmer sind i. allg. zur Verhütung venöser Thromben bzw. pulmonaler Embolien unzureichend und kommen allenfalls bei Kontraindikationen gegen eine Dicumarollangzeittherapie in Frage.

8. Selbstverständlich sind die bei jeder Antikoagulation zu bedenkenden *Kontraindikationen* zu beachten. Diese sind in Tabelle 18 zusammengestellt.

Tabelle 18. A B C der Kontraindikationen gegen Antikoagulation

A	ugenhintergrundsveränderungen
B	lutdrucksteigerungen über 200/120 mmHg
C	erebrovaskulärer Insult innerhalb der letzten 3 Wochen
D	ebilität bzw. Demenz des Patienten
E	ingriffe an parenchymatösen Organen in den letzten 8–10 Tagen
F	loride Blutungen an inneren Organen
G	ravidität (nicht gegen Heparin!)
H	ämorrhagische Diathesen
I	nkompetenz des überwachenden Arztes
K	onsumierende Erkrankungen, insbesondere schwere Leber- oder Niereninsuffizienz

Je nach dem Grad der Bedrohung durch die Lungenembolie wird man sich – nach sorgfältiger Abwägung – im Einzelfall über relative Kontraindikationen gegen eine Antikoagulation hinwegsetzen dürfen, ja unter Umständen müssen.

Ausdrücklich nicht zu den Kontraindikationen einer Antikoagulation bei Lungenembolie zählen Hämoptysen infolge Lungeninfarkt sowie arterielle oder venöse Punktionen (zur Angiographie oder aus anderen Gründen). Lediglich nach einer Subklaviapunktion bzw. einer translumbalen Aortenpunktion ist mit voller Antikoagulation Vorsicht geboten; nach Möglichkeit ist deshalb auf periphere Zugangswege zum zentralen Venen- bzw. Arteriensystem auszuweichen.

9. Ist eine *Unterbrechung der Antikoagulantienbehandlung* wegen schwerwiegender Blutungskomplikationen notwendig, muß je nach Schwere und Lokalisation der Komplikation entschieden werden, ob das Absetzen des Antikoagulans genügt, oder ob eine raschere Normalisierung des Gerinnungspotentials (mit Protaminsulfat, PPSB oder Vitamin K_1) notwendig ist.

10. Drohen weitere Rezidive einer Lungenembolie, ist über eine Sperrmaßnahme an der V. cava inferior zu entscheiden (s. Abschnitt 8.3 u. 8.4).

7.5 Zusätzliche Therapie

Die in diesem Abschnitt zu besprechenden Therapieverfahren beeinflussen nicht kausal die obliterierenden Emboli, sondern vielmehr die infolge der Lungenembolie auftretenden sekundären Veränderungen.

1. *Spasmolytika* bzw. *Vasodilatantien* (z. B. Eupaverin) zeigen keinen eindeutigen, nachweisbaren Erfolg. Weder ist ein Weitertransport der okkludierenden Emboli in peripherere Lungenarterienäste bewiesen, noch eine Lösung reflektorischer Vasokonstriktionen bzw. Spasmen, deren pathogenetische Bedeutung höchst umstritten ist. Vielmehr ist eine systemische arterielle Vasodilatation mit Absinken des aortalen und damit des koronaren Perfusionsdrucks, Minderung der myokardialen Leistung und weiterer Verschlechterung der Kreislaufsitualion zu befürchten.

2. *Isoproterenol* (Aludrin) bzw. *Orciprenalin* (Alupent) wirken positiv inotrop und dilatieren die nicht okkludierten Lungengefäße maximal. Sie sind daher als intravenöse Infusion einzusetzen, wenn nicht bereits spontan eine starke Tachykardie vorliegt (Hirsh et al. 1970; McDonald et al. 1968; Späth 1972).

3. Bei unzureichendem koronarem Perfusionsdruck kann die Anwendung *vasokonstriktiver Katecholamine* (Noradrenalin) bzw. von Derivaten sinnvoll sein, um den system-arteriellen Druck zu heben. Bei kurzfristiger Anwendung kann eine hierdurch verstärkte Kreislaufzentralisation in Kauf genommen werden in der Hoffnung, nach Wirksamwerden einer kausalen Therapie auf die weitere Gabe von Vasokonstriktiva verzichten zu können.

4. Positiv inotrop wirkende Substanzen wie *Dopamin* und *Dobutamin* sind bei kardiogenem Schock einzusetzen. Das gleiche Ziel hat die Empfehlung von Glukokortikoiden in ultrahoher Dosierung (Flügel et al. 1978).

5. Von den *Herzglykosiden* sind die i. v. rasch wirkenden wie Strophanthin und Methyldigoxin zu bevorzugen. Eine Überdosierung ist im Hinblick auf die erhöhte elektrische Instabilität hypoxischer und akut druckbelasteter Herzen zu vermeiden.

6. Angesichts der mehr oder weniger starken Hypoxie ist eine ausreichende O_2-*Zufuhr* dringend geboten. Da eine Hyperkapnie bei frischer Lungenembolie meist nicht vorliegt, ist die O_2-Gabe im Gegensatz zu den Verhältnissen beim chronischen Cor pulmonale aus der Befürchtung einer Zunahme der Hyperkapnie heraus nicht kontraindiziert. Ob zur ausreichenden O_2-Zufuhr die Anbringung einer Nasensonde genügt oder ob eine intermittierende oder dauernde, assistierte oder kontrollierte Beatmung über Maske, nach Intubation oder Tracheotomie nötig ist, kann nur aufgrund der Verhältnisse im Einzelfall entschieden werden.
Gegebenenfalls kann eine Herz-Lungen-Maschine mit Membranoxygenator und femorofemoralem Anschluß zur Behebung eines akuten Herzversagens und einer akuten pulmonalen Hypertonie beitragen (Jardin et al. 1978).

7. *Sedativa* bzw. *Analgetika* sind notwendig zur Beseitigung einer für die O_2-Bilanz unökonomischen Unruhe des Patienten. Ihr Einsatz – unter Gewährleistung einer ausreichenden O_2-Zufuhr – ist zur

Beseitigung der quälenden Angst eines mit dem Tode ringenden Patienten unumgänglich.

8. Hat sich ein Lungeninfarkt entwickelt, sind *Antibiotika* zur Verhütung einer Infarktpneumonie bzw. Abszedierung angezeigt. Je nach der Symptomatik können *Antitussiva, Sekretolytika,* ggf. auch *Bronchospasmolytika* notwendig werden. Eine Infarktpleuritis macht i. allg. keine gesonderte Therapie erforderlich, allenfalls sind Analgetika angebracht.

7.6 Differentialtherapeutische Entscheidung

Die Wahl des therapeutischen Vorgehens hängt bei gesicherter Lungenembolie ab von:

1. der Schwere der Lungenembolie, an dem pulmonal-angiographisch belegten Ausmaß der Verlegung, der pO_2-Erniedrigung, dem system-arteriellen und pulmonal-arteriellen Druck gemessen,
2. der Verfügbarkeit der kausaltherapeutischen Verfahren,
3. den Kontraindikationen gegen die kausaltherapeutischen Verfahren.

Bei fulminanter, massiver und submassiver Lungenembolie ist eine Desobliteration der Lungenstrombahn anzustreben, wie dies im ein-

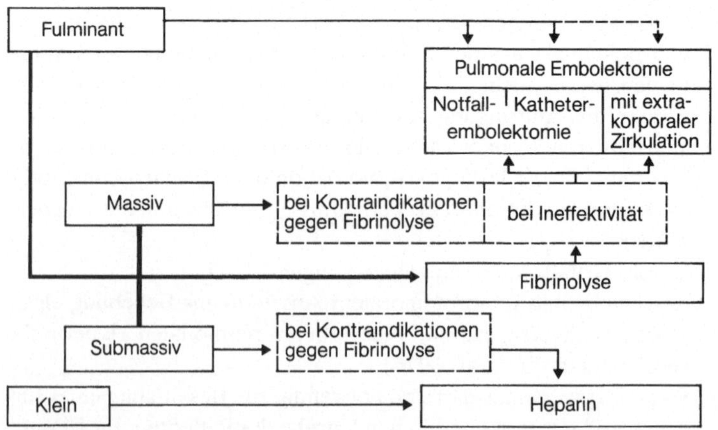

Abb. 9. Therapie der Lungenembolie

Tabelle 19. Therapie der Lungenembolie in Abhängigkeit vom Schweregrad

Grad der Lungenembolie	I Klein	II Submassiv	II Massiv ohne mit Schock		IV Fulminant
Antikoagulation	+ +	+	(+)	−	−
Fibrinolyse	−	+	+ +	+ +	+[a]
Embolektomie mit extrakorporaler Zirkulation	−	−	(+)	+	(+)
Notembolektomie	−	−	−	(+)	+ +

[a] Ggf. in extrem hoher Dosierung

zelnen aus Abb. 9 und Tabelle 19 hervorgeht. Von Sautter et al. (1972) wird die Therapie mit Urokinase als risikoärmer angesehen als die pulmonale Embolektomie. Bei kleiner Lungenembolie genügt die Heparinbehandlung. Stets sind zusätzlich, nie als alleinige Therapie, die adjuvanten Maßnahmen einzusetzen, die im akuten Stadium eine bessere O_2-Versorgung der lebenswichtigen Organe und eine bessere koronare Durchblutung zum Ziel haben (Schulte 1979).

Ist die Lungenembolie noch nicht gesichert, kommt als weiteres Entscheidungskriterium der Grad an Wahrscheinlichkeit für das Vorliegen einer Lungenembolie hinzu (Abb. 10). Bei hinreichender Wahrscheinlichkeit für eine lebensbedrohliche Lungenembolie ist m. E. die unverzügliche Einleitung einer fibrinolytischen Behandlung gerechtfertigt, da sie i. allg. rasch eingesetzt werden kann, effektiv und bei dem meist differentialdiagnostisch noch in Frage kommenden Herzinfarkt nicht kontraindiziert ist. Während dieser Behandlung sollte aber in jedem Fall die Sicherung der Diagnose Lungenembolie angestrebt werden, um bei unzureichender Wirkung der Fibrinolyse ggf. die pulmonale Embolektomie veranlassen, bzw. bei Ausschluß einer Lungenembolie die Fibrinolyse beenden zu können.

Bei geringer Wahrscheinlichkeit für eine Lungenembolie oder bei weniger bedrohlichem Zustand genügt die Durchführung einer Antikoagulation bis zur endgültigen Sicherung der Diagnose. Bei nachge-

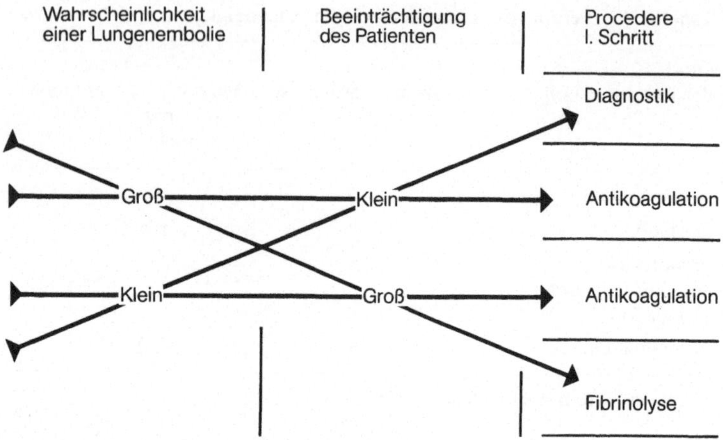

Abb. 10. Therapeutische Erstmaßnahmen bei Verdacht auf Lungenembolie

wiesener Lungenembolie bestimmt dann der Schweregrad das weitere Vorgehen.

Nur bei nachweislich kleiner Lungenembolie ist eine Prophylaxe weiterer Embolien, d. h. eine Antikoagulation, als alleinige Maßnahme ausreichend. Wenn auch diese kontraindiziert ist, muß über andere Maßnahmen zur Prophylaxe weiterer Lungenembolien (s. Abschnitt 8.3 u. 8.4) entschieden werden.

Bei unheilbaren Erkrankungen mit schlechter Gesamtprognose sind alle therapeutischen und prophylaktischen Maßnahmen gegen eine Lungenembolie als unärztlich zu bezeichnen; eine „ersehnte Lungenembolie" setzt nicht selten den Schlußpunkt unter ein von Hoffnungen und Qualen gekennzeichnetes, von langen, letztendlich vergeblichen ärztlichen Bemühungen begleitetes Leiden.

8 Prophylaxe

In der Prophylaxe von Lungenembolien muß unterschieden werden
zwischen Maßnahmen, die eine Venenthrombose als unabdingbare
Voraussetzung der Lungenembolie primär verhüten, und solchen, die
bei bereits bestehender Venenthrombose einer Lungenembolie ent-
gegenwirken.

8.1 Primäre Thromboseprophylaxe

Die Verhütung von Venenthrombosen stellt die beste Prophylaxe der
Lungenembolie dar (Lasch 1967).

8.1.1 Grundlagen

Als gesichert in ihrer Wirksamkeit können gelten:
1. niedermolekulares Dextran,
2. Antikoagulation und
3. Low-dose-Heparin.
Niedermolekulares Dextran wirkt einerseits über eine Senkung des
Hämatokrits und damit über eine Verbesserung der Fließeigenschaf-
ten, andererseits über eine Beeinflußung der Thrombozytenfunktion
(Bergentz 1978).
Die Wirkungsweise der konventionellen Antikoagulation mit Dicu-
marol- bzw. Indandionpräparaten braucht hier nicht näher erläutert
zu werden.
Heparin beeinflußt bereits in niedrigen Dosen die Aktivierung des
Faktors X zu Xa, während zur Antithrombinwirkung höhere Dosen

notwendig sind. Aus der unterschiedlichen Dosierung erklärt sich die bei Low-dose-Heparin fehlende Blutungsgefährdung.

Ob physikalische Maßnahmen (Frühmobilisation, Kompressions-strümpfe, elektrische Stimulierung, intermittierende Kompression der Wadenmuskulatur, Bettfahrrad) in ausreichendem Maße vor Lungenembolien schützen, ist noch außerordentlich umstritten (Browse et al. 1976; Gruber et al. 1977).

8.1.2 Ergebnisse

Auf die Effektivität der Maßnahmen zur primären Verhütung einer Venen-thrombose in einem operativen Krankengut und die Vielzahl der hierzu bereits vorliegenden Studien soll nicht detailliert eingegangen werden. Eine Sammelstatistik von Fischer (1977) zeigt Tabelle 20.

Bezüglich der Lungenembolien ist bemerkenswert, daß unter der Prophylaxe mit Low-dose-Heparin bzw. Heparin-Dihydergot ein überproportionaler Rückgang der Lungenembolien im Vergleich mit der Beeinflußung der Thrombosen zu verzeichnen ist. Diese Beobachtung ist als Folge der unter der Prophylaxe nur noch kleineren Thromben zu deuten (Buttermann et al. 1977, 1980).

In den groß angelegten Untersuchungen von Mayer (1967) waren unter 3190 antikoagulierten Patienten 2 (0,06%), unter 3336 Patienten der Kontroll-gruppe 17 Lungenembolien (0,5%) aufgetreten; allerdings standen damals szintigraphische Verfahren zur Erkennung der Lungenembolie nicht zur Verfügung.

Tabelle 20. Häufigkeit tödlicher Lungenembolien (LE) bei Thromboseprophylaxe mit Dextran 70 bzw. Low-dose-Heparin. (Nach Fischer 1977)

		Kontrollen	Tod durch LE	Prophylaxe-Gruppe	Tod durch LE	Signi-fikanz p
Dextran 70	n	1238	27	1196	5	
8 Publik.	%		2,2		0,4	< 0,001
Low-dose-Heparin	n	1631	18	1610	6	
10 Publik.	%		1,1		0,4	< 0,05
Kakkar (1975)	n	2075	16	2045	2	
Low-dose-Heparin	%		0,8		0,1	< 0,005

Kline et al. (1975) fanden eine Verminderung der Lungenembolien von 13/ 435 in der Placebogruppe auf 3/396 unter Dextrangabe, während ein Einfluß auf die tiefen Venenthrombosen nicht zu sichern war.

Eine besondere Gefährdung weisen Patienten mit Schenkelhalsfrakturen bzw. frischen Hüftgelenksoperationen auf.

In den als klassisch zu bezeichnenden Untersuchungen von Sevitt und Gallagher (1968) waren unter je 150 mit bzw. ohne Antikoagulation behandelten Patienten mit Schenkelhalsfrakturen in der Kontrollgruppe 22 Lungenembolien (18%) und 42 Todesfälle (28%) aufgetreten, in der Antikoagulantiengruppe keine Lungenembolien und nur 25 (16,6%) Todesfälle.

Morris und Mitchell (1977; 1978) schließen aus ihrem Studium der einschlägigen Literatur und eigenen Untersuchungen, daß bei älteren Patienten mit Schenkelhalsfrakturen gegenwärtig die orale Antikoagulation als einzige bewiesenermaßen wirksame Prophylaxe gegen Venenthrombosen und Lungenembolien gelten kann. Unter Low-dose-Heparin war zwar eine Reduktion der Zahl beiderseitiger Venenthrombosen zu verzeichnen, doch war dieser Unterschied nicht signifikant.

Nach Harris et al. (1972) kam es bei 227 Patienten mit Hüftendoprothesen, die in randomisierter Zuteilung mit Warfarin bzw. Dextran 40 behandelt worden waren, zu 4 bzw. 5 sicheren, in jeder Gruppe zu 2 wahrscheinlichen und in keiner Gruppe zu tödlichen Lungenembolien.

Williams et al. (1975, 1978) konnten zeigen, daß weder niedermolekulares Dextran noch Low-dose-Heparin bei Patienten mit Hüftoperationen oder Oberschenkelamputationen einen Schutzeffekt gegenüber Lungenembolien ausübt. Auch in einem internistischen Krankengut kann mit Low-dose-Heparingaben das Auftreten von Venenthrombosen und Lungenembolien vermindert werden. Nach einer von Riedler (1977a, 1977b) zusammengetragenen Sammelstatistik von 288 Patienten mit verschiedenen inneren Erkrankungen konnte durch Low-dose-Heparin subkutan die Thrombosehäufigkeit von 29,6% auf 3,1% gesenkt werden; für 669 Patienten mit gesichertem Herzinfarkt lauten die entsprechenden Zahlen 31,0% bzw. 7%.

Bei 32 Patienten mit ischämischem Hirninsult, die randomisiert mit 3×5000 E Heparin subkutan behandelt wurden, konnten McCarthy et al. (1977) die Rate der Venenthrombosen von 75% auf 12,5% senken.

Czechanowski (1979) ermittelte bei Prophylaxe mit 2×5000 E Heparin + 0,5 mg Dihydergot in einem randomisiert untersuchten Krankengut von 81 Patienten mit frischem ischämischem Hirninsult eine Senkung der Thromboserate von 56,1% auf 27,5%.

8.1.3 Folgerungen

Aus den dargelegten Zahlen ergibt sich, daß mit den heute zur Verfügung stehenden Methoden eine primäre Prophylaxe venöser Thrombosen und lebensbedrohlicher Lungenembolien möglich und in weitem Maße effektiv ist. Zur Verhütung postoperativer Thromboembolien stellt die subkutane Gabe von Low-dose-Heparin die Methode der Wahl dar. Auch bei nicht operierten, immobilisierten Patienten sollte diese Prophylaxe angewandt werden. Bei sehr starker Thrombosegefährdung (Schenkelhalsfrakturen, Implantation von Hüftendoprothesen u. a.) ist diese Prophylaxe allerdings nicht ausreichend. Hierbei muß auf höhere Dosen, die Kombination von Low-dose-Heparin mit Thrombozytenaggregationshemmern oder Dihydergot (Buttermann et al. 1977, Schöndorf et al. 1977; Schöndorf 1979; Tscherne et al. 1978) übergegangen, niedermolekulares Dextran eingesetzt bzw. auf konventionelle Antikoagulation unter Beachtung ihrer Kontraindikationen zurückgegriffen werden (Aarberg u. Gruber 1978).

8.2 Prophylaxe von Lungenembolien bei bestehender Venenthrombose

Zur Verhütung einer Embolisation von Venenthromben stehen die Thrombektomie, die Thrombolyse, die Fixation der Thromben an Ort und Stelle, die Vermeidung ihres appositionellen Wachstums und schließlich die Verlegung des potentiellen Embolieweges zur Wahl.

8.2.1 Beseitigung von Venenthromben durch Thrombektomie oder Fibrinolyse

8.2.1.1 Grundlagen

Selbstverständlich bedeutet eine restlos gelungene operative Entfernung oder thrombolytische Auflösung venöser Thromben eine Ausschaltung des Embolierisikos. Einer solchen Behandlung sind die Thromben im Venensystem jedoch nur so lange zugänglich, wie sie noch nicht durch Einsprossung von Fibroblasten aus der Venenwand an dieser fixiert sind. Dieser Vorgang ist i. allg. nach etwa 7–10 Tagen so weit fortgeschritten, daß die genannten Therapieverfahren erfolglos sind. Die Dauer der Beschwerden stellt ein unzuverlässiges Kriterium für das Alter der Venenthrombose dar; oft treten vom Patienten wahrnehmbare Symptome erst auf, wenn das strategisch wichtige Segment der V. femoralis communis verschlossen ist, während der vom Wadenvenenbereich aszendierende Prozeß symptomlos verlief. Die Phlebographie erlaubt eine bessere zeitliche Zuordnung bzw. Abschätzung der therapeutischen Aussichten. Vom Kontrastmittel umflossene „flottierende" Thromben können als frisch betrachtet werden.

Während der Manipulationen zur Extraktion der Thromben bzw. während der fibrinolytischen Therapie besteht vorübergehend ein erhöhtes Risiko der Embolisation, das durch geeignete Vorsichtsmaßnahmen wie Tieflagerung (Anti-Trendelenburg-Lage) der unteren Extremitäten während der Operation, Valsalva-Versuch bzw. Überdruckbeatmung während der Extraktion, strikte Immobilisation der befallenen Extremität während einer Fibrinolysetherapie entscheidend vermindert werden kann. Eine gewisse Gefahr für die Entstehung neuer Thromben liegt in der ersten postoperativen Phase vor.

8.2.1.2 Ergebnisse

Die umfangreiche Literatur über die venöse Thrombektomie kann hier nicht im einzelnen referiert werden. Als Übersichtsarbeit sei jene von Senn (1975) genannt, in der über Erfahrungen an 183 Fällen berichtet wird.

Eine Gegenüberstellung der Ergebnisse fibrinolytischer und Antikoagulantienbehandlung venöser Thrombosen findet sich bei Heinrich und Burkhardt (1979).

Nach den in der Literatur niedergelegten und von Schmutzler (1968, 1976) referierten Erfahrungen an 175 Patienten mit Extremitäten- und Beckenvenenthrombosen war es während der fibrinolytischen Behandlung 2mal (1,1%) zu einer tödlichen und 5mal (2,9%) zu einer überlebten Lungenembolie gekommen; auch in einer neueren Übersicht beziffert Schmutzler (1969) die Rate der tödlich verlaufenden Lungenembolien unter Fibrinolysebehandlung auf 1–2%, die der nicht tödlichen auf 4–8%; gegenüber Heparinbehandlung besteht kein signifikanter Unterschied. Allerdings stellt ein ungünstiger Verlauf im Einzelfall stets eine Belastung für den Therapeuten dar.

8.2.1.3 Folgerungen

Die Entscheidung zwischen venöser Thrombektomie und Thrombolyse hängt ab von:

1. der Lokalisation und Ausdehnung der Thromben: Je proximaler
   die Thromben im venösen System der Beine lokalisiert sind, desto
   eher kommt die Operation in Betracht;
2. dem Alter der Thrombose: Frische Thrombosen lassen sich operativ entfernen oder thrombolytisch auflösen; bei älteren Thromben
   ist allenfalls noch der Versuch einer Spätthrombolyse gerechtfertigt. Diese älteren Thromben beinhalten jedoch kaum noch ein
   Embolisationsrisiko.
3. den Kontraindikationen gegen Fibrinolyse (s. Abschnitt 7.3) bzw.
   den Begleitkrankheiten.

Nicht zuletzt wird die Entscheidung zwischen den beiden desobliterierenden Maßnahmen von den örtlich vorliegenden Erfahrungen
und Gegebenheiten bestimmt.

8.2.2 Antikoagulation zur Prophylaxe von Lungenembolien bei bestehender Venenthrombose

8.2.2.1 Grundlagen

Zielvorstellung bei dieser Indikation ist die Verhütung eines appositionellen Wachstums des Venenthrombus, da verständlicherweise frische „flottierende" Thrombusanteile leichter abreißen. Der Wir-
kungsmechanismus der Antikoagulation ist der gleiche wie jener der
im Abschnitt 7.4 besprochenen Prophylaxe weiterer thrombotischer
Auflagerungen der in die Lunge embolisierten Thromben. Allerdings
scheint der antikoagulatorische Schutz im Venensystem mit einer
langsameren Blutströmung wichtiger als in der Lungenstrombahn.

8.2.2.2 Ergebnisse

Zur Frage, wieviele Lungenembolien bei bestehender Venenthrombose durch
eine Antikoagulation verhindert werden können, sei die klassische Arbeit von
Barritt und Jordan (1960) zitiert: bei 19 von 35 Patienten, die ohne Antikoagulationsschutz waren, starben 5 am Rezidiv der Lungenembolie. Die darauf-
hin nur noch unter Antikoagulation weitergeführte Studie ergab bei 54 Patienten ein einziges Rezidiv, allerdings auch einen Todesfall infolge antikoa-
gulationsbedingter Blutung.

Tabelle 21. Lungenembolien unter sekundärer Antikoagulantienprophylaxe von Venenthrombosen. (Mod. nach Mobin-Uddin et al. 1975 u. Gyr 1970)

Autor	Jahr	n	Lungenembolien in %	
			Nicht tödlich	Tödlich
Murray	1947	149	2,6	0
Ochsner	1951			11,7
Barker	1959	28	78,6	32,1
Coon	1959	152	13,8	5,9
Barritt	1960	54		0
Byrne	1960	979		18,6
Cosgriff		107	3,7	0,9
Crane	1964	124	9,7	1,6
Schauble		375	17,0	2,4
UPET-Studie	1970	78	19,0	

Nach Gerlach (1966) traten bei Venenthrombosen ohne Antikoagulation in 17%, mit Antikoagulation nur in 1,2% tödliche Lungenembolien auf. Nach einer Zusammenstellung (Tabelle 21) von Gyr (1970) liegt die Quote der Rezidive einer Lungenembolie unbehandelt bei 30,5% mit letalem Ausgang bei 18,3%; durch Antikoagulation läßt sie sich auf 13,6% bzw. 3,2% senken. Lediglich Barker (1959) gibt unter Antikoagulation höhere Zahlen von 78,6% bzw. 32,1% an (Tabelle 21).

8.2.2.3 Folgerungen

Wenn im akuten Stadium der Lungenembolie nicht eine Thrombolyse oder pulmonale Embolektomie indiziert waren, stellt die Antikoagulation die nahezu in jedem Falle durchzuführende Maßnahme dar. Nur wenn strikte Kontraindikationen hiergegen bestehen, darf man in Abhängigkeit von der Höhe des Risikos weiterer Embolien auf andere Methoden (Kavaunterbrechung oder „ultrakonservatives" Vorgehen) ausweichen. Eine durch Lungenembolie hervorgerufene lebensbedrohliche Situation rechtfertig auch die Inkaufnahme von Nebenerscheinungen der Antikoagulation.

8.2.3 *Extraluminale Verfahren zur Verlegung des Embolieweges*

Sie umfassen Ligatur und Plikatur der V. cava inferior.

8.2.3.1 *Grundlagen*

Durch verschiedene Sperrmaßnahmen (Tabelle 22) wird versucht, eine Embolisation von Thromben aus dem Venensystem der Beine in die Lungen zu verhüten.

Die Ligatur der V. femoralis ist weitgehend verlassen, da sie bei einseitiger Ausführung einen Schutz nur auf einer Seite gewährt, eine Thrombenbildung proximal der Ligaturstelle in der Beckenstrombahn erlaubt und mangels präformierten Kollateralkreislaufs eine stärkere Schwellung des operierten Beines verursacht.

Ein *Vorteil* der operativen Methoden an der V. cava inferior gegenüber den intraluminalen Verfahren (s. Abschnitt 8.2.4) besteht darin, daß gleichzeitig die in Frage kommenden Kollateralen (Vv. ovaricae bzw. spermaticae) ligiert werden können. Die Ligatur ist der Plikatur bei septischen Embolien vorzuziehen, sowie bei paradoxen Embolien (Crane 1975), und bei Embolien zu empfehlen, die trotz Plikatur auftreten (Althaus et al. 1979).

Tabelle 22. Eingriffe am Venensystem zur Verlegung des Embolieweges

Extraluminale Verfahren (operativ)		
Ligatur der V. cava inferior	Homans	1944
Filternaht der V. cava inferior	M.S.DeWeese	1958
Partielle Okklusion der V. cava	Morez	1959
inferior durch clipping	Miles	1964
Plikatur der V. cava inferior	Spencer	1962
Plikatur der V. cava inferior	Adams u. J. A.	1965
mit Teflon-clip	DeWeese	
Intraluminale Verfahren (transvenös)		
Katheter	Eichelter	1968
Schirmfilter	Mobin-Uddin	1969
Kim-Ray-Greenfield-Filter	Greenfield	1973
Netzfilter	Beranek	1980

Die Anwendung des clip bietet den Vorteil, eine Endothelläsion zu vermeiden (Blessing u. Altmann 1979).

Die doppelseitige Ligatur der Vv. iliacae internae ggf. in Kombination mit der Ligatur der Vv. ovaricae bzw. spermaticae kommt bei bekannter Streuquelle im Einzugsgebiet dieser Venen in Betracht (Vollmar 1974).

Der *Nachteil* dieser Methoden besteht in der Notwendigkeit zu einem operativen Eingriff in Narkose. Die Frühletalität hängt ab von der Schwere der vorausgegangenen Lungenembolie sowie des kardiorespiratorischen Zustands. Eine Übersicht über die Risiken der einzelnen Verfahren gibt Tabelle 23. Die verfahrensspezifische Letalität wird für das clipping mit weniger als 1% angegeben (Blessing u. Altmann 1979).

Die Rate der *Embolierezidive* liegt annähernd in der Höhe jener der Heparintherapie, deren Effektivität sich rasch ändern kann. Embolierezidive können ausgehen von:

1. distal der Ligatur-/Plikaturstelle (durch die Vv. ovaricae bzw.

Tabelle 23. Risiken der Sperrmaßnahmen an der V. cava inferior (Mod. nach Beller et al. 1972 u. Achatzy, R. et al. 1973)

Autor	Jahr	Methode	n	Letalität in %
Achatzy	Literatur	Kavaligatur		5,7–20,0
Crane	1964	Kavaligatur		2
Crane	1964	Kavaligatur bei Rechtsherzinsuffizienz	34	50
Crane	1964	doppelseitige Femoralisligatur	72	40
Nabseth u. Moran	1965	Kavaligatur	75	18
Nabseth u. Moran	1965	bei Herzinsuffizienz	17	41
Hatcher	1969	Kavaligatur mit extraperitonealem Zugang		31
Schomengerdt	1971	Kavaligatur	48	68
Achatzy	Literatur	Kavaclipping		8,2–14,0

spermaticae, den lumbovertebralen Venenplexus und die V. azygos),

2. durch eine übersehene V. cava inferior duplex, deren Häufigkeit mit 2,2% angegeben wird (Milloy et al. 1962),

3. von proximal der Kavaunterbrechung infolge Endothelläsionen bzw. zu großen Blindsackes und

4. als Pseudorezidive vom Herzen oder vom Stromgebiet der V. cava superior.

Die Plikatur verhütet zwar Makro-, nicht aber Mikroembolien mit der Gefahr eines Cor pulmonale chronicum (Gyr 1970).

Um Rezidive aus dem Blindsack am proximalen Stumpf der Kavaunterbrechung und eine spätere Rekanalisation zu vermeiden, empfehlen Davis et al. (1972) die Ligatur und Durchtrennung (analog dem Vorgehen beim Verschluß eines Ductus Botalli apertus); sie bevorzugen den transperitonealen Zugang, um anomale retrokavale Ureter und eine doppelte V. cava inferior zu erfassen und eine Ligatur der Vv. ovaricae bzw. spermaticae zu ermöglichen.

In besonderen Fällen mag die Implantation eines Clips oder Filters suprarenal gerechtfertig sein (DeWeese et al. 1973).

Als akute *Folge* der plötzlichen Verminderung des venösen Angebots kann es zu hämodynamischen Störungen kommen. Als chronische Folge der Kavaunterbrechung kann sich eine chronisch-venöse Insuffizienz mit Beinödemen, Stauungspigmentierung, Varikosis und Neigung zu Ulcera cruris entwickeln (Netzer 1975), deren Ausprägung im wesentlichen abhängig ist von der vorbestehenden Ausdehnung der venösen Gefäßverschlüsse (Althaus et al. 1979). Als Kollateralkreislauf werden nach Hach (1971) sowie Kralik und Havelka (1977) bei Verschluß der V. cava inferior folgende Venen in Anspruch genommen:

1. Vertebrale Venenplexus; V. lumbalis ascendens – Vena (hemi) azygos,

2. Vv. uretericae, spermaticae bzw. ovaricae,

3. V. portae und

4. Venen der Bauch- und Brustwand, die hämodynamisch allerdings von untergeordneter Bedeutung sind.

Um diesen Kollateralkreislauf thrombenfrei zu halten, wird postoperativ – sofern nicht kontraindiziert – eine Antikoagulation empfohlen.

116

8.2.3.2 Ergebnisse

Achatzy et al. (1973) berichten über 31 Patienten, 24 mit Ligatur, 7 mit *Kava-clip* nach Adams und De Weese: 6 Patienten verstarben, 5 nach Ligatur, einer nach Kava-clip. Die Nachuntersuchungen ergaben, daß die partielle Okklusion zu besseren Spätergebnissen zu führen scheint. Die Schwellungsneigung nahm mit dem Zeitabstand der Nachuntersuchung ab.
Alpert et al. (1975) führten bei 35 Patienten eine Venenligatur mit anschließender Antikoagulation durch. Bei Nachuntersuchungen nach 6 mon bis 10 Jahren lebten noch 29 Patienten, von denen keiner nach klinischen Kriterien ein chronisches Cor pulmonale aufwies, nur einer war an sekundärem chronischem Cor pulmonale gestorben, 5 an anderen Ursachen.
In einer retrospektiven Untersuchung an 200 Patienten mit aortalen Rekonstruktionsoperationen fanden Korwin et al. (1979), daß bei 132 Patienten mit implantiertem Kava-clip keine Lungenembolien auftraten, bei den 68 Patienten ohne diese prophylaktische Maßnahme ereigneten sich 7 Lungenembolien, von denen 2 tödlich waren; tiefe Venenthrombosen traten in beiden Patientengruppen mit 9% gleich häufig auf, wurden also durch die prophylaktische Kavaunterbrechung nicht gefördert. 15jährige Erfahrungen (1957–1972) von M. S. DeWeese et al. (1973) mit dem durch transluminale Nähte erzeugten intraluminalen Filter bei 112 Patienten ergaben 4 Todesfälle (3,6%) innerhalb von 30 Tagen nach Implantation als primäre Prophylaxe bei 81 Patienten, 6 Todesfälle (5,4%) bei sekundärer Indikation (31 Patienten),

Tabelle 24. Methoden zur Rezidivprophylaxe bei Lungenembolie. (Nach Gyr 1970)

	n	Rezidive %	Tödliche Rezidive %
Ohne Prophylaxe Barker et al.	678	30,5	18,3
Antikoagulantien 6 Publikationen	935	13,6	3,2
Ligatur der V. femoralis 2 Publikationen	384	15,1	6,0
Ligatur der V. cava inferior 4 Publikationen	322	2,2	0,9
Partielle Okklusion der V. cava inferior	254	2,7	0[a]

[a] 2 Patienten starben an Operationsfolgen

d. h. nach pulmonaler Embolie, und 17 Todesfälle (15,2%) später als 30 Tage nach der Operation. An der gesamten Letalität von 27 Fällen (24,2%) waren Lungenembolien nicht beteiligt; nicht tödliche Lungenembolien wurden bei 18 Patienten (16%) vermutet, bei 11 (9,8%) davon weitgehend gesichert; nur bei 7 Patienten (6,2%) muß ein Versagen des Filters als Ursache angenommen werden. Bei 37 der 102 überlebenden Patienten (36,3%) entwickelten sich postoperativ Ödeme; von den 19 phlebographierten Patienten zeigten 11 ein offenes Filter, 8 ein verschlossenes. Bei insgesamt 45 Patienten konnte die Durchgängigkeit des Filters durch Phlebographie, Operation oder Autopsie geprüft werden: bei 32 (71%) war es offen.

Von Gyr (1970) wurden die Ergebnisse der Sperroperationen hinsichtlich der Embolierezidivprophylaxe aus der Literatur zusammengestellt (Tabelle 24).

8.2.3.3 Folgerungen

Eine Ligatur oder Plikatur der V. cava inferior ist nach abgelaufener Lungenembolie zu erwägen, wenn:
1. eine Antikoagulation kontraindiziert ist,
2. eine lege artis durchgeführte Antikoagulation ineffektiv ist und
3. eine pulmonale Embolektomie durchgeführt wurde.
Ihre prophylaktische Anwendung kann nicht generell empfohlen werden; sie ist zu diskutieren, wenn große flottierende Thromben nachgewiesen wurden und deren Entfernung bzw. eine Antikoagulation strikt kontraindiziert sind.
In sehr großem Umfang ist die Indikation zur Ligatur oder Plikatur der V. cava inferior durch die Möglichkeit zur transvenösen Implantation eines Venenschirms nach Mobin-Uddin, die im nächsten Abschnitt besprochen werden soll, abgelöst worden. Gegenüber diesem Verfahren ist die Ligatur oder Plikatur von Vorteil, wenn septische Embolien stattfanden oder ein durch das Kavasieb nicht verschließbarer Kollateralkreislauf (V. cava inferior duplex, erweiterte Vv. ovaricae bzw. spermaticae) bekannt ist.
Auch nach Durchführung einer Venensperroperation an der V. cava inferior ist eine Antikoagulation – sofern nicht kontraindiziert – durchzuführen, um den sich ausbildenden Kollateralkreislauf vor Thromben zu schützen.

8.2.4 Intraluminale Verfahren zur Verlegung des Embolieweges

Sie umfassen transvenöse Schirmfilterimplantation und andere Methoden.

8.2.4.1 Grundlagen

Während die Ligatur und Plikatur der V. cava inferior einen operativen Eingriff nötig machen, gelingt die Implantation eines Venenschirms nach Mobin-Uddin (Abb. 11) in Lokalanästhesie von der V. jugularis externa aus (Mobin-Uddin et al. 1969, 1976). Die Komplikationsmöglichkeiten dieses Verfahrens werden im Abschnitt 8.2.4.2 dargelegt.

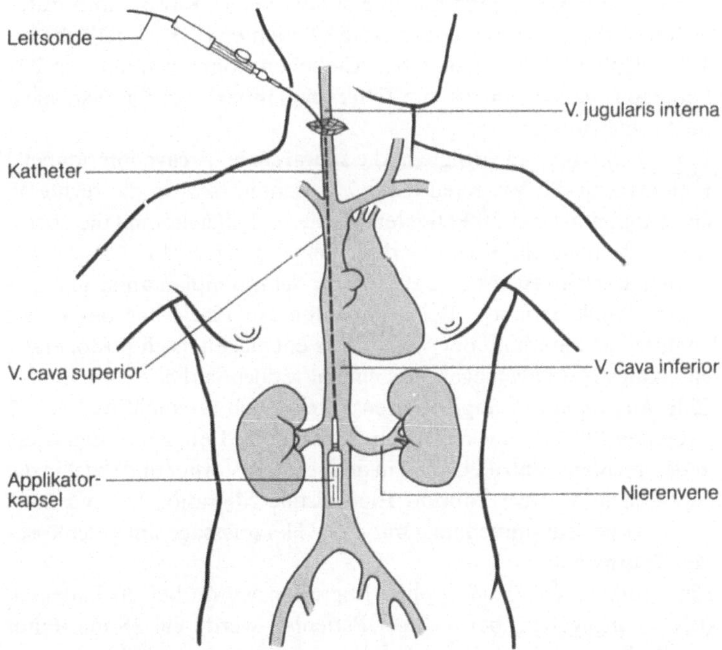

Abb. 11. Prinzip und Technik der Schirmfilter-Implantation in die V. cava inferior nach Mobin-Uddin. (Aus Vollmar 1974)

Der von Eichelter und Schenk (1968) empfohlene Katheter hat sich nicht durchgesetzt, da er bei seiner Einführung die Beckenvenen passieren mußte.

Greenfield et al. (1973) entwickelten ein Filter, dessen Keilform das Auffangen der Thromben ohne Verlegung des Blutstroms ermöglichen soll.

Einen neuen mit einem Netzfilter ausgestatteten Katheter zur temporären transkutanen Einführung (wahlweise über die Bein-Becken-Venen oder die V. jugularis) beschrieben Beranek et al. (1980).

8.2.4.2 Ergebnisse

Nach einer von Mobin-Uddin et al. (1975) vorgelegten Sammelstatistik über 2215 Patienten mit Implantation eines Kavaschirms traten nichttödliche Lungenembolien bei 53 Patienten (2,3%), tödliche bei 18 Patienten (0,8%) auf; letale Embolien konnten unter den 234 Patienten, denen ein 28-mm-Filter implantiert worden war, nicht beobachtet werden.

Eine *Fehlplazierung* erfolgte in die suprarenale V. cava inferior bei 3 Patienten, in die Vv. renales bei 7 Patienten bzw. in die rechte V. iliaca communis bei 20 Patienten. In diesen Fällen kommt die operative Entfernung und Kavaunterbrechung in Frage, bei Fehllage in der rechten Beckenvene ist eine zusätzliche Schirmimplantation an regelrechter Stelle möglich. Bei 3 Patienten mit Plazierung des Filters unmittelbar unterhalb der Vv. renales entwickelte sich postoperativ ein akutes Nierenversagen, das einmal tödlich verlief.

Eine *Migration* des implantierten Filters nach proximal war bei 22 Patienten (0,9%) zu verzeichnen, 13mal in die Lungenarterien, 2mal in den rechten Ventrikel, 4mal in den rechten Vorhof und 3mal in die suprarenale V. cava inferior. Eine distale Migration trat nur 6mal (0,27%) im Zusammenhang mit einer Herzmassage am geschlossenen Thorax auf.

Eine *partielle Dislokation* ohne Migration wurde bei 20 Patienten (0,9%) angegeben; bei 6 dieser Patienten wurde ein 28-mm-Filter unmittelbar proximal des vorhandenen Schirmes implantiert, bei den übrigen wurde eine chirurgische Kavaunterbrechung vorgenommen oder auf weitere Maßnahmen verzichtet.

Weitere Komplikationen bestanden in bedeutsamen retroperitonealen Hämatomen bei 5 Patienten, Verletzung des rechten Nervus recurrens bei 2 Patienten und Perforationen des Duodenums bzw. Ureters bei je 1 Patient. Eine Luftembolie trat bei 2 Patienten auf, einmal davon mit tödlichem Ausgang. Eine postoperative Septikämie entwickelte sich einmal am 7. Tag nach der Implantation und konnte durch die Schirmentfernung beherrscht werden.

115 Patienten (5,1%) entwickelten nach der Filterimplantation ein

Tabelle 25. Komplikationen bei/nach Schirmfilterimplantation nach Mobin-Uddin in die V. cava inferior. (Mod. nach Schlosser 1977)

	n	%
Gesamtzahl der Patienten mit Schirmfilterimplantation	2332	100
Embolierezidive	78	3,4
davon tödlich	20	0,8
Deutliche Beinödeme postoperativ	121	5,2
Signifikante retroperitoneale Blutung	7	0,3
Fehlplazierung (korrigiert)	36	1,5
Filterwanderung und -verlagerung	35	1,5
davon tödlich	1	–

Tabelle 26. Früh- und Spätergebnisse der Sperrmaßnahmen an der V. cava inferior. (Nach Blessing u. Ammann 1979)

Verfahren	n	Früh-letali-tät in %	Lungen-embolie-rezidiv-quote in %	Nach-kontrollen n	Spät-mortali-tät in %	Durchgängigkeit der V. cava inferior n	%
Ligatur	444	14,8	6,7	268	54,8	–	–
Plikatur	230	11,3	7,4	191	29,3	123	70,7
Clipping	690	9,0	5,5	459	25,0	215	79,1
Schirm-filter	415	9,6	2,4	255	38,0	68	35,3
Summe	1779	10,9	5,3	1173	35,4	406	69,2

klinisch bedeutsames Ödem, 35 Patienten (1,5%) eine neue Phlebitis der unteren Extremitäten.

Über Erfahrungen mit der Implantation von 65 Kavaschirmen und die bis 1974 verfügbare Literatur berichtet Schlosser (1977) und kommt anhand von insgesamt 2332 Fällen zu ähnlichen Resultaten (Tabelle 25). Die Früh- und Spätergebnisse der Sperrmaßnahmen an der V. cava inferior haben Blessing und Ammann (1979) zusammengestellt (Tabelle 26). Die Erfahrungen der Arbeitsgruppe um Greenfield (1979) mit dem Spezialfilter bei 15 Patienten ohne vorangegangene Embolektomie werden als günstig geschildert; alle 9 kavographisch nachuntersuchten Patienten zeigten eine durchgängige V. cava inferior.

8.2.4.3 *Folgerungen*

Die Implantation eines Venenschirmes nach Mobin-Uddin ist analog zur Ligatur bzw. Plikatur der V. cava inferior indiziert, wenn

1. bei aufgetretener Lungenembolie eine Antikoagulation kontraindiziert ist,
2. eine korrekt durchgeführte Antikoagulation weitere Lungenembolien nicht verhindern konnte und
3. eine pulmonale Embolektomie durchgeführt wurde.

Eine Bewertung der einzelnen prophylaktischen Sperrmaßnahmen an der V. cava inferior führte Schlosser (1980) durch (Tabelle 27). Angesichts des geringeren Risikos der Schirmimplantation kann die Indikation weiter gestellt werden als für die Ligatur oder Plikatur der V. cava inferior. Eine rein prophylaktische Indikation, d. h. die Implantation vor Auftreten einer Lungenembolie, findet, von Sonderfällen abgesehen, keine Anerkennung wegen der grundsätzlich gegebenen Komplikationsmöglichkeiten. Diese bestehen in:

1. Fehlplazierung des Schirmes,
2. Embolisation des Implantats,
3. retroperitonealer Blutung,
4. Infektion des Implantats,
5. venöser Obstruktion, die zu chronisch-venöser Insuffizienz führen kann und
6. rezidivierender Embolisierung von Thromben, die sich proximal des Schirms gebildet haben.

Tabelle 27. Vorteile und Nachteile der Kavasperrmaßnahmen zur Prophylaxe einer Lungenembolie. (Mod. nach Schlosser 1980)
+ Vorteil; (+) bedingter, bzw. teilweiser Vorteil; o kein Vorteil

Kriterium	Ligatur	Plikatur	Ballon	Schirm-filter
Exakte Plazierung	+	+	(+)	(+)
Gleichzeitige Ligatur der Vv. ovaricae bzw. spermaticae	+	+	o	o
Keine Laparotomie nötig	o	o	+	+
Keine Dislokation möglich	+	+	o	o
Keine intraoperative Hypotonie	o	(+)	+	+
Schutz vor weiteren Embolien	+	+	+	+
Schutz vor septischen Embolien	+	o	o	o

Da sich die unter 5. und 6. genannten Komplikationen durch eine Antikoagulation wenigstens teilweise verhindern lassen, sollte diese durchgeführt werden, sofern dagegen keine strikte Kontraindikation besteht, bzw. sobald diese weggefallen ist.

8.2.5 Prophylaxe durch physikalische Maßnahmen

8.2.5.1 Grundlagen

Die Immobilisierung eines thrombotisch erkrankten Beins, z. B. durch Fixierung auf einer Braun-Schiene, soll eine Muskelkontraktion vermeiden, die eine Loslösung bzw. Abschwemmung eines venösen Thrombus bewirken könnte. Die Immobilisation wird zweckmäßigerweise mit einer Hochlagerung der betroffenen Extremität wegen der damit bewirkten Senkung des Venendrucks verbunden. Ein Kompressionsverband soll eine Erweiterung des Venenquerschnitts und damit eine Umspülung des Thrombus sowie eine Embolisation bei venöser Drucksteigerung (Husten, Pressen) verhüten und außerdem die Fixierung des Thrombus an der Venenwand begünstigen. Schließlich bewirkt die durch Kompression erzielte Verengung des Venenquerschnitts eine beschleunigte Strömung in den noch offenen Abschnitten und verhütet damit eine Ausdehnung der Venenthrombose.

8.2.5.2 Ergebnisse

Barritt und Jordan (1960) hatten von 19 Patienten mit Lungenembolie, die ohne Antikoagulationsschutz waren, 5 am Rezidiv einer Lungenembolie verloren! Fontaine (1965) sah nach 80 venösen Thrombektomien nur 1 Todesfall (1,3%), während sich bei 166 konservativ behandelten Venenthrombosen 18 Todesfälle an Lungenembolie (10,8%) ereigneten.

Allein durch die beschriebenen physikalischen Maßnahmen wurden 16 Patienten, die Hüdepohl (1979) mit rezidivierender Lungenembolie beobachtete, beschwerdefrei und blieben rezidivfrei. Bei 5 der 44 mit Heparin behandelten Patienten mußte ein Rezidiv der Lungenembolie angenommen werden, weshalb Hüdepohl eine mangelnde Fixierung des Thrombus durch die Heparingabe diskutiert.

8.2.5.3 Folgerungen

Eine Therapie, die bei Venenthrombose und evtl. bereits abgelaufener Lungenembolie auf aktive Maßnahmen verzichtet, und sich lediglich der oben geschilderten nichtmedikamentösen Prophylaxe bedient, muß als „ultrakonservativ" bezeichnet werden. Eine Beschränkung hierauf ist m. E. nur gerechtfertigt, wenn gegen jegliche andere aktive Therapie bzw. Prophylaxe schwerwiegende Kontraindikationen bestehen. Als adjuvante Maßnahmen sind Immobilisation, Lagerung und ggf. auch Kompressionsverband während der Durchführung einer Fibrinolyse oder Antikoagulation jedoch unabdingbar und zwar so lange, wie noch mit mobilisationsfähigen Thromben zu rechnen ist, d. h. i. allg. bis zu 18 Tagen nach Beginn einer effektiven Antikoagulation.
Lediglich bei Thrombosen, die auf das tiefe Venensystem des Unterschenkels beschränkt sind, kann die Embolisierungsprophylaxe mit

den genannten physikalischen Methoden als ausreichend bezeichnet werden. Bei mobilisierbaren Patienten mit rein kruraler Thromboselokalisation kann unter konsequenter Kompressionstherapie auf Ruhigstellung und Antikoagulation verzichtet werden; ist eine Immobilisation aus anderen Gründen unvermeidbar, sollte allerdings auch bei dieser Lokalisation auf eine Antikoagulation nicht verzichtet werden. Nach durchgeführter Ruhigstellung über 8–10 Tage ist die Mobilisation nach Anlegen eines Kompressionsverbandes dosiert vorzunehmen.

8.3 Entscheidung über den Einsatz der verschiedenen prophylaktischen Methoden

Venöse Thrombektomie oder Thrombolyse sind aussichtsreich bei frischen Thrombosen im femoroiliakalen Abschnitt. Eine dieser beiden desobliterierenden Methoden sollte auch bei bereits abgelaufener Lungenembolie eingesetzt werden, wenn keine Kontraindikationen bestehen. Ist die Thrombose älter als 7–10 Tage, beschränkt sie sich – auch bei kürzerer Anamnese – auf krurale Abschnitte oder liegen Kontraindikationen gegen Thrombektomie oder Thrombolyse vor, ist auf eine alleinige Antikoagulation in Verbindung mit vorübergehender Immobilisation auszuweichen. Treten trotz sachgemäßer, d. h. aufgrund der Gerinnungsfaktoren ausreichend wirksamer Antikoagulation weitere Lungenembolien auf oder ist eine Antikoagulation von vorneherein strikt kontraindiziert, ist die Implantation eines Kavafilters nach Mobin-Uddin, in Sonderfällen auch die Ligatur oder Plikatur der V. cava inferior in der Lage, das Auftreten von (weiteren) Lungenembolien mit hoher Sicherheit zu verhüten. Bei jüngeren Patienten und ausgedehnten proximalen Venenthrombosen erscheint eine langdauernde und kostspielige Spätfibrinolyse gerechtfertigt, um ein schweres postthrombotisches Syndrom nach Möglichkeit zu vermeiden.

Eine „ultrakonservative" Behandlung ist nur bei strikten Kontraindikationen gegen Antikoagulation vertretbar.

Nach Ludwig (1976) stellen akute Lungenembolien und zurückliegende Lungenembolien im Zusammenhang mit Schwangerschaft und Wochenbett eine absolute Indikation zur Interruptio dar.

9 Änderung der Prognose durch Therapie und Prophylaxe

9.1 Grundlagen

Zum Einfluß der einzelnen therapeutischen und prophylaktischen Maßnahmen auf den Verlauf der Lungenembolie ist in den betreffenden Abschnitten schon Stellung genommen worden. Eine randomisierte Behandlung, z. B. mit Fibrinolyse einerseits oder pulmonaler Embolektomie andererseits, ist aus den verschiedensten Gründen nicht praktikabel. Um zu schlüssigen Ergebnissen zu kommen, müßten ohnehin so viele Parameter stratifiziert werden, daß kaum vergleichbare Patienten in einer solchen Untersuchung gegenübergestellt werden könnten. Schlußfolgerungen werden sich in begrenztem Umfang daher nur aus sorgfältigen retrospektiven Analysen guter Untersuchungen von größeren Patientenzahlen ableiten lassen.

Unter Fibrinolyse tritt eine weitergehende Desobliteration der Lungenstrombahn ein als unter Heparin, wie durch angiographische und hämodynamische Untersuchungen belegt ist. Daß in der UPET-Studie unter Heparin und Fibrinolyse keine Differenzen der Letalität zu verzeichnen waren, dürfte auf dem geringen Anteil schwerst betroffener Patienten in dieser Studie beruhen.

9.2 Ergebnisse

Die Letalität bei Lungenembolie mit manifestem kardiogenem Schock beträgt nach Bartels (1979) bei konservativ-intensivmedizinischer Behandlung einschließlich Fibrinolyse 60–70%; bei zentral-massiver bzw. fulminanter Embolie sterben mehr als 80% der Patienten innerhalb der ersten Stunde. Von 381 Patienten, bei denen in extrakorporaler Zirkulation eine pulmonale Embolektomie durchgeführt wurde, überlebten hingegen nach einer Sammelstatistik von Flügel et al. (1978) 55,4%.

126

Alpert et al (1976) verfolgten den Verlauf bei 144 selektiv pulmonalangiographisch gesicherten, behandelten Lungenembolien der Jahre 1964–1974. Nicht enthalten sind demnach jene Patienten, die an undiagnostizierter Lungenembolie litten oder daran verstarben und dementsprechend keine Therapie erfuhren. Von diesen 144 Patienten starben 12 (8%) an der Lungenembolie (4mal als alleinige, 8mal als zusätzliche Ursache), 8 Patienten (6%) starben an anderen Ursachen. 124 Patienten (86%) überlebten. Bei bestehendem Rechtsherzversagen starben 9 von 53 Patienten (17%), ohne dieses 3 von 83 (4%), bei aufgetretener Hypotonie kamen 7 von 28 Patienten (25%) ad exitum, ohne diese Erscheinungen nur 5 von 108 (5%). Demnach sind die therapeutischen Aussichten für einen Patienten mit massiver Lungenembolie weitgehend vom Ausmaß der Gefäßverlegung und den dadurch hervorgerufenen Veränderungen am Herzen abhängig. Ein vorangegangener Herzstillstand verschlechtert die Aussichten der Therapie (Miller et al. 1977): Während von 48 Patienten mit Lungenembolie ohne Herzstillstand nur 2 starben (4%), kamen 9 der 20 Patienten mit Herzstillstand (45%) trotz Therapie ad exitum.

Patienten, die lang genug überlebten, um die Diagnose zu sichern und eine angemessene Prophylaxe zu bekommen, besitzen eine sehr gute Prognose, wenn sie nicht gleichzeitig eine schwere anderweitige Erkrankung haben.

Nach Miller et al. (1977) traten bei 57 Patienten, die das akute Stadium der Lungenembolie überlebt hatten, nach 9–87 Monaten 5 Todesfälle auf (4mal an Neoplasma, einmal an Herzinfarkt bzw. fraglicher Lungenembolie). Von 46 Patienten ohne kardiopulmonale Begleiterkrankungen, die 1–9 Jahre nach behandelter massiver Lungenembolie untersucht wurden, erlitt nur 1 Patient rezidivierende Embolien (Hall et al. 1977).

9.3 Folgerungen

Durch rasch einsetzende Therapie kann die ungünstige Spontanprognose einer massiven Lungenembolie entscheidend gebessert, die infauste Prognose einer fulminanten Verlaufsform jedoch kaum beeinflußt werden. Bei submassiven oder kleinen Lungenembolien, die eine gute Spontanprognose aufweisen, gilt es, eine akute Verschlechterung durch hinzutretende Embolierezidive zu vermeiden. Dies gelingt in hohem Grade durch rechtzeitigen und konsequenten Einsatz prophylaktischer Maßnahmen (Sekundärprophylaxe). Das Schicksal einer Lungenembolie wird von vorbestehenden Schäden am kardiopulmonalen System wesentlich mitbestimmt, die nicht selten alle therapeutischen Bemühungen begrenzen. Besser als jede noch so gute Therapie und jede noch so energische Prophylaxe weiterer Schübe ist daher die primäre Verhütung von Venenthrombosen (Lasch 1967).

10 Literatur

Aarburg R von, Gruber UF (1978) Prophylaxe postoperativer thromboembolischer Komplikationen bei hüftgelenksnahen Frakturen. Unfallheilkunde 81:475–481

Abraham AS (1975) P-wave analysis in myocardial infarction, pulmonary edema, and embolism. Am Heart J 89:301–304

Achatzy R, Raithel D, Nögel P, Mühe E, Flesch R, Swoboda W (1973) Spätfolgen der Vena-cava-Okklusion nach Lungenembolie. Chirurg 44:418–421

Adams JT, DeWeese JA (1965) Experimental and clinical evaluation of partial vein interruption in prevention of pulmonary emboli. Surgery 57:82–101

Ahonen A (1977) Electrocardiographic changes in massive pulmonary embolism. Acta Med Scand 201:539–542 and 543–545

Alpert JS, Smith RE, Ockene IS, Askenazi J, Dexter L, Dalen JE (1975) Treatment of massive pulmonary embolism: the role of pulmonary embolectomy. Am Heart J 89:413–418

Alpert JS, Smith R, Carlson J, Ockene IS, Dexter L, Dalen JE (1976) Mortality in patients treated for pulmonary embolism. J Am Med Assoc 236:1477–1480

Althaus U, Schüpbach P, Mosimann E (1979) Die Rolle des Chirurgen in der Therapie und Prophylaxe von Lungenembolien. Schweiz Rundsch Med Praxis 68:761–766

Austin JHM, Wilner GD, Dominguez C (1975) Natural history of pulmonary thromboemboli in dogs. Radiology 116:519–525

Barker NW, Nygaard KK, Walters W (1940) Statistical study of post-operative venous thrombosis and pulmonary embolism. Proc Mayo Clin 15:769–773

Barker NW, Nygaard KK, Walters W, Priestley JT (1941) A statistical study of postoperative venous thrombosis and pulmonary embolism; predisposing factors. Proc Mayo Clin 16:17–21

Barker WF (1959) The management of venous thrombosis and pulmonary embolism. Surgery 45:198–203

Barritt DW, Jordan SC (1960) Anticoagulant drugs in the treatment of pulmonary embolism. Lancet I:1309–1311

Bartels O (1979) Therapie der tiefen Beinvenenthrombose und Lungenembolie. Fortschr Med 97:1293–1336

Barth V, Bräutigam KH (1979) Zum Risiko der Angiographien in lokaler und allgemeiner Narkose. Dtsch Med Wochenschr 104:1549–1550

Beall AC, Collins JJ (1975) What is the role of pulmonary embolectomy? Am Heart J 89:411–412

Bell W, Black ED, DeMets D, Simon T (1974) Urokinase – Streptokinase embolism trial. Phase 2 results. J Am Med Assoc 229:1606–1613

Bell WR (1975) Thrombolytic therapy: a comparison between urokinase and streptokinase. Semin Thromb Hemostas 2,1–13

Bell WR, Simon TL, DeMets DL (1977) The clinical features of submassive and massive pulmonary emboli. Am J Med 62:355–360

Beller BM, Talley RC, Lawrence JL (1972) Nonsurgical inferior vena cava obstruction for prevention of pulmonary emboli. J Am Med Assoc 220:973–979

Beranek I, Kramar R, Riedel M, Hladovec J, Widimsky J, Belan A (1980) New technic of transcutaneous temporary inferior vena cava filter. Preliminary report. Ann Radiol (Paris) 23:374–375

Bergentz S (1978) Dextran in the prophylaxis of pulmonary embolism. World J Surg 2:19–25

Biello DR, Mattar AG, McKnight RC, Siegel BA (1979) Ventilation-perfusion studies in suspected pulmonary embolism. Am J Roentgenol 133:1033–1037

Blessing H, Ammann J (1979) Der Stellenwert des Cava-Clippings nach Adams und de Weese. Chirurg 50:103–107

Bordt J, Müller K-M (1977) Lungendurchblutung bei Lungenarterienembolien ohne Lungeninfarkt. Fortschr Röntgenstr 126:87–89

Borst RH, Wolf H (1976) Rasche i. v.-Injektion einer hohen Initialdosis Streptokinase zur Therapie der fulminanten Lungenembolie. Anaesthesist 25:398–401

Borst RH (1980) Erste Ergebnisse der Notfallbehandlung bei massiver, fulminanter Lungenembolie mit einer rasch injizierten, hohen Initialdosis von Streptokinase. Anaesthesist 29:39–45

Breddin K (1976) Welche Verfahren haben sich bewährt: Antikoagulantien, Dextrane, Frühmobilisation? Med Welt 27:1238–1241

Brown AK, Newton P, Hamilton EAG, Anderson V (1979) Recurrent pulmonary thromboembolism presenting with cardiac arrhythmias. Thorax 34:380–383

Browse NL, James DCO (1964) Streptokinase and pulmonary embolism. Lancet II:1039–1043

Browse NL (1970) Prophylaxis of pulmonary embolism. Br Med J II:780–782

Browse NL, Clemenson G, Bateman NT, Giaunt JI, Croft DN (1976) Effect of intravenous dextran 70 and pneumatic leg compression on incidence of postoperative pulmonary embolism. Brit Med J II:1281–1284

Bruhn HD (1978) Indikation und Kontraindikation zur Thrombolysetherapie. Diagnostik 11:415–418
Burdine JA, Wallace JM (1965) Pulsus paradoxus and Kussmaul's sign in
massive pulmonary embolism. Am J Cardiol 15:413–415
Burkart F, Follath F (1968) Die Lungenembolie. Verh Dtsch Ges Kreislauf-
forsch 34:305–309
Burkhardt H, Heinrich F (1978) Kontrolle der Antikoagulantientherapie in
der Praxis. Ärztl Lab 24:333–338
Burr LH, Trapp WG (1976) Pulmonary embolism: surgery in a hyperbaric
chamber. J Thorac Cardiovasc Surg 72:306–308
Buttermann G, Theisinger W, Weidenbach A, Hartung R, Welzel D, Pabst
HW (1977) Quantitative Bewertung der postoperativen Thromboembolie-
prophylaxe. Med Klin 72:1624–1638
Buttermann G, Theisinger W, Weidenbach A, Hartung R, Welzel D, Pabst
HW (1980) Progress in prevention of postoperative thromboembolism.
Ann Radiol 23:328
Bynum LJ, Wilson JE (1976) Characteristics of pleural effusions associated
with pulmonary embolism. Arch Intern Med 136:159–162
Byrne JJ (1960) Phlebitis. A study of 979 cases at the Boston City Hospital. J
Am Med Ass 174:113–118
Chesterman CN, Biggs JC, Morgan J, Hickie JB (1969) Streptokinase
therapy in acute major pulmonary embolism. Med J Aust 56:1096–1100
Cohen SI, Kupersmith J, Aroesty J, Rowe JW (1973) Pulsus paradoxus and
Kussmaul's sign in acute pulmonary embolism. Am J Cardiol 32:271–275
Coon WW (1976) Risk factors in pulmonary embolism. Surg Gynecol Obstet
143:385–390
Coon WW, Willis PW (1959) Deep vein thrombosis and pulmonary embo-
lism. Am J Cardiol 4:611–621
Cooper JD, Teasdale S, Nelems JM, Glynn MFX, MacGregor DC, Duffin J,
Scott AA (1976) Cardiorespiratory failure secondary to peripheral pulmo-
nary emboli. J Thorac Cardiovasc Surg 71:872–877
Corrigan TP, Fossard DP, Spindler J, Armstrong P, Strachan CJL, Johnston
KW, Kakkar VV (1974) Phlebography in the management of pulmonary
embolism. Br J Surg 61:484–488
Crane C (1964) Femoral vs. caval interruption for venous thromboembolism.
N Engl J Med 270:819–822
Crane C (1975) Venous interruption for pulmonary embolism, present status.
Progr Cardiovasc Dis 17:329–333
Cross FS, Mowlem A (1967) A survey of the current status of pulmonary
embolectomy for massive pulmonary embolism. Circulation 35 and 36,
Suppl. I, 86
Cutforth RH, Oram S (1958) The electrocardiogram in pulmonary embolism.
Br Heart J 20:41–60
Czechanowski B (1979) Prophylaxe venöser Thromben bei ischämischem
zerebrovaskulärem Insult. Doppelblindstudie mit Heparin-Dihydergot.
Dissertation, Heidelberg

Dalen JE, Banas JS jr, Brooks HL, Evans GL, Paraskos JA, Dexter L (1969) Resolution rate of acute pulmonary embolism in man. N Engl J Med 280:1194–1199

Dalen JE, Haffajee CI, Alpert JS, Howe JP, Ockene IS, Paraskos JA (1977) Pulmonary embolism, pulmonary hemorrhage and pulmonary infarction. N Engl J Med 296:1431–1435

Davis WC, McManus WF, Freeman DE, LeVeen RF (1972) Evaluation of inferior vena caval occlusion to prevent pulmonary emboli. Am Surg 38:268–273

DeWeese MS, Hunter DC jr (1958) A vena cava filter for the prevention of pulmonary emboli. Boll Soc Internat Chir 17:17–25

DeWeese MS, Hunter DC jr (1963)A vena cava filter for prevention of pulmonary embolism. – A five year clinical experience. Arch Surg 86:852–868

DeWeese MS, Kraft RO, Nichols WK, Six HH, Thompson NW (1973) Fifteen-year clinical experience with the vena cava filter. Ann Surg 178: 247–257

Dick W (1962) Über den wahren Wert der Antikoagulantienprophylaxe. Chirurg 33:337–339

Donaldson GA, Williams C, Scannell G, Sham R (1963) A reappraisal of the application of the Trendelenburg operation to massive fatal embolism. N Engl J Med 268:171–174

Dorr LD, Sakimura I, Mohler JG (1979) Pulmonary emboli following total hip arthroplasty: Incidence study. J Bone Joint Surg 61 A:1083–1087

Drexler H, Staeudinger M, Sandritter W (1979) Autopsie und klinische Diagnose. Med Welt 30:1177–1183

Edwards IR, MacLean KS, Dow JD (1973) Low-dose urokinase in major pulmonary embolism. Lancet III:409–413

Eichelter P, Schenk W (1968) Prophylaxis of pulmonary embolism. Arch Surg 97:348–356

Eisenmann B, Jeanblanc B, Baehrel B, Kurz T, Kieny MT, Kieny R (1977) L'embolie pulmonaire massive. A propos de 26 embolectomies avec survive définitive, dont 10 par opération de Trendelenburg. Arch Malad Coeur 70:573–579

Ellis JH, Steele PP (1976) Quantitative radiocardiography in major pulmonary embolism. Chest 69:575–581

Encke A, Linder F, Schmitz W, Storch H, Trede M, Senft F (1966) 605 tödliche Lungenembolien an der Heidelberger Chirurgischen Universitätsklinik während der letzten 15 Jahre (1950–1964) mit einer Statistik erfolgreich durchgeführter Trendelenburg-Operationen. Chirurg 37:145–150

Federman J, Anderson ST, Rosengarten DS, Pitt A (1977) Pulmonary embolism secondary to anomalies of deep venous system of the leg. Br Heart J 39:547–552

Felix R (1978) Röntgenologische Diagnostik und Differentialdiagnostik der Lungenembolie und des -infarktes. Verh Dtsch Ges Inn Med 84:321–329

Ferlinz R (1976) Diagnostik und Therapie der Lungenembolie. Prax Pneumol 30:199–208

Fischer M (1977) Möglichkeiten der medikamentösen Thromboseprophylaxe unter besonderer Berücksichtigung der prä-, per- und postoperativen Behandlungszeit. Zbl Chir 102:449–458

Fleischner FG (1966) Angiographic diagnosis of pulmonary embolism in the „mitral lung". Radiology 87:705–712

Fleischner FG (1975) Observations on the radiologic changes in pulmonary embolism. Zit. in Sasahara (1975)

Flügel H, Bartels O, Van der Emde J (1978) Behandlung der fulminanten Lungenembolie unter Reanimationsbedingungen. Fortschr Med 96:639–642

Fontaine R, Tuchmann L, Suhler A (1965) Surgical treatment of deep and recent vein thrombosis. J Cardiovasc Surg. Spec. suppl. issue, devoted to the VII. Congr. of Intern. Cardiovasc. Soc. p 174

Fred HL, Axelrad MA, Lewis JM, Alexander JK (1965) Rapid lysis of pulmonary thromboemboli in man. Clin Res 13:25

Fred HL, Axelrad MA, Lewis JM, Alexander JK (1966) Rapid resolution of pulmonary thromboembolism in man. Angiographic study. J Am Med Ass 196:1137–1139

Fridrich R (1978) Nuklearmedizinische Methoden in der Diagnostik der Lungenembolie. Verh Dtsch Ges Inn Med 84:330–334

Garvey JW, Wisoff G, Voletti C, Hartstein M (1976) Haemorrhagic pulmonary oedema: post-pulmonary embolectomy. Thorax 31:605–609

Genton E, Hirsh J (1975) Observations in anticoagulant and thrombolytic therapy in pulmonary embolism. Progr Cardiovasc Dis 17:335–343

Genton E, Wolf PS (1968) Urokinase therapy in pulmonary thromboembolism. Am Heart J 76:628–637

Gerlach U (1966) Behandlung von Venenthrombose und Lungenembolie. Therapiewoche 16:479–484

Gibbon JH jr, Hopkinson M, Churchill ED (1932) Changes in the circulation produced by gradual occlusion of the pulmonary artery. J Clin Invest 11: 543–553

Gorham LW (1961) A study of pulmonary embolism. Arch Intern Med 108:8–22

Greenfield LJ, Kimmell GD, McCurdy WC (1969) Transvenous removal of pulmonary emboli by vacuum-cup catheter technique. J Surg Res 9:347–352

Greenfield LJ, McCurdy JR, Brown PP, Elkins RC (1973) A new intracaval filter permitting continued flow and resolution of emboli. Surgery 73:599–606

Greenfield LJ, Peyton MD, Elkins RC (1974) Klinische Erfahrung mit der transvenösen Behandlung der Lungenembolie. Münch Med Wochenschr 116:1439–1440

Greenfield LJ, Zocco J, Wilk JD, Schroder MD, Elkins RC (1977) Clinical experience with the Kim-Ray Greenfield vena caval filter. Ann Surg 185:692–698

Greenfield LJ (1978) Intraluminal technique for vena cava interruption and pulmonary embolectomy. World J Surg 2:45–55

Greenfield LJ, Zocco JJ (1979) Intraluminal management of acute massive pulmonary thromboembolism. J Thorac Cardiovasc Surg 77:402–410

Gross R, Fischer R (1980) Fehldiagnosen: Bedeutung – Umfang – Ursachen. Diagnostik 13:117–121

Grosser KD (1978) Sofortmaßnahmen bei akuter Lungenembolie. Verh Dtsch Ges Inn Med 84:334–348

Gruber UF, Schnyder M, von Aarburg R (1977) Thromboembolische Komplikationen in der Chirurgie des Bewegungsapparates. Orthopäde 6: 186–190

Gyr K (1970) Behandlung protrahiert-rezidivierender Lungenembolien durch Plicatio der V. cava inferior. Münch Med Wochenschr 112: 1193–1199

Hach W (1971) Kollateralkreislauf beim Verschluß der V. cava inferior und der Beckenvenen. Med Klin 66:1574–1578

Hall RJC, Sutton GC, Kerr IH (1977) Long-term prognosis of treated acute massive pulmonary embolism. Br Heart J 39:1128–1134

Harris WH, Salzman EW, DeSanctis RW, Coutts RD (1972) Prevention of venous thromboembolism following total hip replacement. Warfarin vs. Dextran 40. J Am Med Assoc 220:1319–1322

Hatcher CR, Logan WD jr, Symbas PN (1969) The current role of surgery for pulmonary embolism. South Med 62:567–572

Heinrich F (1957) Die Entstehung thromboembolischer Komplikationen. Bruns' Beitr Klin Chir 194:350–382

Heinrich F (1970) Herzrhythmusstörungen infolge akuter Dilatation des Herzens. Klin Wochenschr 48:573–579

Heinrich F (1970) Die Lungenembolie. Dtsch Med J 21:432–444

Heinrich F (1976) Lungenembolie. Phlebol Proktol 5:232–239

Heinrich F (1976) Akute arterielle Durchblutungsstörungen an den Extremitäten. Pathophysiologie und Klinik. Akt Probl Intensivmed (Suppl 2), 2:128–143

Heinrich F (1977) Zum Stand der Diagnostik und Therapie der Lungenembolie in der Bundesrepublik Deutschland und West-Berlin. Krankenhausarzt 50:734–743

Heinrich F, Lasch HG (1977) Lungenembolie. In: Hornbostel H, Kaufmann W, Siegenthaler W (Hrsg) Innere Medizin in Praxis und Klinik, Bd. I, 2. Aufl. Thieme Stuttgart, S. 3.42–3.47

Heinrich F, Burkhardt H (1979) Antikoagulation bei venösen Gefäßerkrankungen. Therapiewoche 29:6348–6356

Heinrich F (1980) Lungenembolie und Lungeninfarkt. Haid-Fischer F, Haid H (Hrsg) In: Venenerkrankungen. Phlebologie für Klinik und Praxis, 4. Aufl. Thieme, Stuttgart, S. 203–219

Heinrich F (1980) Fibrinolysis in pulmonary embolism. Indication and results. Ann Radiol 23:316–320

Heinrich F (1980) Lungenembolie und akutes Cor pulmonale. Vortrag auf dem Symposium „Akutdiagnostik und Akuttherapie", Kassel, 22./ 23. 2. 1980

Heitzman ER, Markarian B, Dailey ET (1972) Pulmonary thromboembolic disease. A lobular concept. Radiology 103:529–537

Hennig K, Franke D, Fenn K (1974) Zur Pulmonalisembolektomie. Vasa 3,342–348

Hermann W, Stenzl W, Tscheliessnigg KH, Rigler B, Justich E (1978) Spontane Lyse einer Pulmonalarterienembolie unter Angiographie. Thoraxchirurgie 26:83–87

Herzog H, Perruchoud A, Dalquen P, Tschan M (1978) Chronisch-rezidivierende Lungenembolien. Verh. Dtsch Ges Inn Med 84:319–321

Hietala SO, Greenfield LJ (1980) Percutaneous pulmonary embolectomy on the transvenous route. Ann Radiol 23:325–327

Hirsh J, Hale GS, McDonald IG, McCarthy RA, Cade JF (1976) Resolution of acute massive pulmonary embolism after pulmonary arterial infusion of streptokinase. Lancet II:593–597

Hirsh J, Hale GS, McDonald IG, McCarthy RA, Pitt A (1968) Streptokinase therapy in acute major pulmonary embolism: Effectiveness and problems. Br Med J IV:729–734

Hirsh J, McDonald IG, Hale GA, O'Sullivan FF, Jelinek VM (1971) Comparison of the effects of streptokinase and heparin on the early rate of resolution of major pulmonary embolism. Can Med Assoc J 104:488–491 and 516

Homans J (1944) Diseases of the veins. N Engl J Med 231:51–60

Hüdepohl MJ (1979) Rezidivierende Lungenembolie. Med Welt 30: 1351–1353

Hyers TM, Stengle JM, Sherry S (1970) Editorial. Treatment of pulmonary embolism with urokinase. Results of clinical trial (Phase 1). Circulation 42,979–980

Hyers TM (1971) Urokinase in the treatment of pulmonary embolism. In: Mammen EF, Anderson GFA, Barnhart MI (eds) Thrombolytic therapy. Schattauer, Stuttgart New York p 165

Israel HL, Goldstein F (1957) The varied clinical manifestation of pulmonary embolism. Ann Intern Med 47:202–226

Jacoby CG, Mindell HJ (1976) Lobar consolidation in pulmonary embolism. Radiology 118:287–290

Jansen HH, Nedden R (1972) Klinische Diagnosen aus pathologisch-anatomischer Sicht. Hess Ärztebl 33:663–669

Jardin F, Gurdjian F, Blanchet F, Margairaz A (1978) Massive pulmonary embolism with circulatory failure. J Thorac Cardiovasc Surg 76:252–256

Jester HG, Langheinrich WC, Plieninger M (1977) Streptokinasetherapie bei fulminanter Lungenembolie. Die gelben Hefte 17:76–80

Johnson BA, James AE, White RI (1973) Oblique and selective pulmonary angiography in diagnosis of pulmonary embolism. Am J Roentgenol 118:801–808

Just-Viera JO, Oster WF, Yeager GH (1966) Recurrent pulmonary embolism. J Thorac cardiovasc Surg 52:282–291

Kakkar VV, Raftery EB (1970) Selection of patients with pulmonary embolism for thrombolytic therapy. Lancet II:237–241

Kakkar VV (1975) Prevention of fatal postoperative pulmonary embolism by low doses of heparin. An international multicenter trial. Lancet II:45–51

Kakkar VV (1978) The current status of low-dose heparin in the prophylaxis of thrombophlebitis and pulmonary embolism. World J Surg 2:3–18

Kakkar VV (1971) Am Heart J 82:422–424

Kapral W (1978) Zur Therapie der massiven Pulmonalembolie aus der Sicht des Regionalkrankenhauses. Chirurg 49:325–330

Kasper W, Meinertz Th (1981) Stellenwert der Echokardiographie in der nicht-invasiven Diagnostik der akuten Lungenembolie. Dtsch. med. Wschr. 106:829–834

Kasper W, Meinertz Th (1982) Suprasternale M-Mode-Echokardiographie in der Diagnostik kardiovaskulärer Erkrankungen Erwachsener. Zschr. Kardiol. 71:466–472

Kelley MJ, Elliott IP (1974) The radiologic evaluation of the patient with suspected pulmonary thromboembolic disease. Med Clin North Am 59:3–36

Kendel K, Fodor S (1968) Lungenembolie und symptomatische Psychose. Dtsch Med Wochenschr 93:1238–1241

Kieny R, Eisenmann B, Jeanblanc B, Heitz A, Auad M, Kieny MT, Cinqualbre J (1978) Chirurgische Behandlung der massiven Lungenembolie. Bericht über 45 erfolgreiche Operationen, hiervon 10 Eingriffe nach Trendelenburg. Thoraxchirurgie 26:259–265

Kirschner M (1924) Ein durch Trendelenburgsche Operation geheilter Fall von Embolie der Arteria pulmonalis. Arch Klin Chir 133:312–359

Kline A, Hughes LE, Campbell H, Williams A, Zlosnick J, Leach KG (1975) Dextran 70 in prophylaxis of thromboembolic disease after surgery: a clinically oriented randomized double-blind trial. Br Med J I:109–112

Knothe W, Bayindir S (1968) Venographische Untersuchungen nach Kavaligatur bei erfolgreich operierten pulmonalen Embolektomien. Thoraxchirurgie 16:552–555

Kober G, Becker H-J, Preussler W, Schäfer G-E, Bussmann W-D, Kaltenbach M (1980) Die Kleinkreislaufhämodynamik im akuten und chronischen Stadium nach schwerer Lungenembolie. Herz/Kreisl 12:11–17

Köllermann MW (1965) Das klinische Bild der Lungenembolie. Med Klin 60:641–645

Könn G, Schejbal V (1978) Morphologie und formale Genese der Lungenthrombembolie. Verh dtsch Ges inn Med 84: 269–276

Köstering H, Möhlenhof O, Fuchs K, Amsel M (1977) Thrombolytische Therapie bei fulminanter Lungenembolie. Diagn Intensivther 1:1–4

Korwin SM, Callow AD, Rosenthal D, Ledig B, Deterling RA, O'Donnell TF (1979) Prophylactic interruption of the inferior vena cava. Arch Surg 114:1037–1040

Kralik J, Havelka J (1977) Plikation der unteren Hohlvene wegen rezidivierender Lungenembolien nach der Ligatur. Zbl Chir 102:61–63

Lanzinger G, Mörl H (1976) Lungenembolie – Diagnostik und Therapie. Dtsch Ärztebl 73:3101–3104

Lasch HG (1967) Prophylaxe und konservative Therapie der Lungenembolie. Bad Nauheimer Angiologietagung, 7. 10. 1967

Lasch HG (1969) Zur konservativen Therapie der Lungenembolie. Langenbecks Arch Chir 325:1052–1060

Lasch HG (1978) Pathophysiologie der Lungenembolie. Verh Dtsch Ges Inn Med 84:287–298

Light RW, Bell WR (1974) LDH and fibrinogen-fibrin degradation products in pulmonary embolism. Arch Intern Med 133:372–375

Limbourg P, Just H, Lang KF, Satter P (1977) Ergebnisse der Embolektomie bei massiver Lungenembolie. Dtsch Med Wochenschr 102:649–654

Linton DS, Bellon EM, Bodie JF, Rejali AM (1971) Comparison of results of pulmonary arteriography and radioisotope lung scanning in the diagnosis of pulmonary emboli. Am J Roentgenol 112:745–748

Löffler L (1950) Über Lungenembolie. N Med. Welt 1528–1530

Lowenfels AB, Sobol BC, Morsch HHC, Iral P (1972) Effect of coronary shock on tolerance to pulmonary embolus. J Thorac Cardiovasc Surg 64:296–300

Ludwig H (1976) Thromboembolische Erkrankungen als Indikation zum Schwangerschaftsabbruch. Dtsch Ärztebl 73:3291–3294

Ly B, Arnesen H, Eie H, Hol R (1978) A controlled clinical trial of streptokinase and heparin in the treatment of major pulmonary embolism. Acta Med Scand 203:465–470

Malinovskij NN, Natradze JA (1975) Diagnostik und Behandlung der Lungenembolie. Med Monatsschr 29:486–487

Marion P (1953) Cœur pulmonaire aign. Guérison, Mém Acad Chir 79: 239–242

Mayer W (1967) Thromboembolieprophylaxe in der Chirurgie. Schattauer, Stuttgart

McCarthy ST, Turner JJ, Robertson D, Hawkey CJ (1977) Low-dose heparin as a prophylaxis against deep-vein thrombosis after acute stroke. Lancet II:800–801

McDonald IG, Hirsh J, Hale GS, Cade JF, McCarthy RA (1968) Isoproterenol in massive pulmonary embolism: hemodynamic and clinical effects. Med J Austr 2:201–205

McDonald IG, Hirsh J, Hale GS, O'Sullivan EF (1972) Major pulmonary embolism, a correlation of clinical findings, hemodynamics, pulmonary angiography, and pathological physiology. Br Heart J 34:356–364

Miles RM (1964) The prevention of pulmonary embolism by the use of plastic vena cava clips. Am Med South Surg Ass.; zit. nach Schlosser (1976)

Miles RM, Elsea PW (1971) Clinical evaluation of the serrated vena caval clip. Surg Gynecol Obstet 132, 581–587

Miller GAH, Sutton GC (1970) Acute massive pulmonary embolism. Clinical and hemodynamic findings in 23 patients studied by cardiac catheterization and pulmonary angiography. Br Heart J 32:518–523

Miller GAH, Sutton GC, Kerr IH, Gibson RV, Honey M (1971) Comparison of streptokinase and heparin in treatment of isolated acute massive pulmonary embolism. Br Med J I:681–684

Miller GAH (1972) The diagnosis and management of massive pulmonary embolism. Br J Surg 59:837–839

Miller GAH, Hall RJC, Paneth M (1977) Pulmonary embolectomy, heparin, and streptokinase. Their place in the treatment of acute massive pulmonary embolism. Am Heart J 93:568–574

Milloy FJ, Anson BJ, Cauldwell FW (1962) Variations in inferior caval veins and their renal and lumbar communications. Surg Gynecol Obstet 115:131–142

Mittermaier C, Riede UN, Rau WS, Friedburg H (1980) Patho-anatomical aspects of pulmonary circulatory disturbances. Ann Radiol 23:299–301

Mlczoch J, Mlczoch F, Morawitz F (1979) Die Lungenembolie im Alter. Akt Gerontol 9:511–517

Mobin-Uddin K, McLean H, Bolooki H, Jude JR (1969) Cava interruption for prevention of pulmonary embolism. Arch Surg 99:711–715

Mobin-Uddin K, Utley JR, Bryant LR (1975) The inferior vena cava umbrella filter. Progr. Cardiovasc Dis 17:391–399

Morez WH, Rhodes CM, Shepherd MH (1959) Prevention of pulmonary emboli by partial occlusions of the inferior vena cava. Am Surg 25:617–626

Morris GK, Mitchell JRA (1977) Preventing venous thromboembolism in elderly patients with hip fractures: studies of low-dose heparin, dipyridamole, aspirin, and flubiprofen. Br Med J I:535–537

Morris GK, Mitchell JRA (1978) Can death from venous thromboembolism be prevented in elderly patients with hip fractures? Am Heart J 95: 139–140

Moses DC, Silver TM, Bookstein JJ (1974) The complementary roles of chest radiography, lung scanning and selective pulmonary angiography in the diagnosis of pulmonary embolism. Circulation 49:179–188

Müller-Brand J, Fridrich R, Meier-Ruge W, Müller R (1980) Direct scintigraphic imaging of pulmonary embolism. Ann Radiol 23:304–305

Murray G (1947) Anticoagulants in venous thrombosis and prevention of pulmonary embolism. Surg Gynecol Obstet 84:665–668

Nabseth DC, Moran JM (1965) Reassessment of the role of inferior vena cava ligation in venous thromboembolism. N Engl J Med 273:1250–1253

Navratil J (1973) Behandlung akut bedrohlicher Zustände am Herzen und den großen Gefäßen. Z Präklin Geriat 3:51–58

Netzer CO (1975) Die Thrombo-Embolie. Grundlagen, Möglichkeiten und Erfolgsaussichten einer gezielten Prophylaxe. Münch Med Wochenschr 117:1397–1404

Nichols AP, Cochavi S, Hales CA, Strauss HW, McKusick KA, Waltman AC, Beller GA (1978) Scintigraphic detection of pulmonary emboli by serial positron imaging of inhaled ^{15}O-labeled carbon dioxide. N Engl J Med 299:279–284

Novelline RA, Baltarowich OH, Athanasoulis CA, Waltman AC, Greenfield AC, McKusick KA (1978) The clinical course of patients with suspected pulmonary embolism and a negative pulmonary arteriogram. Radiology 126:561–567

Oakley CM (1970) Diagnosis of pulmonary embolism. Br Med J II:773–777

Ochsner A, DeBakey ME, Decamp PT (1951) Thromboembolism. An analysis of cases at the Charity Hospital in New Orleans over a 12 year period. Ann Surg 134:405–419

Oram S, Davies P (1967) The electrocardiogram in cor pulmonale. Progr Cardiovasc Dis 9:341–362

Pabst HW, Buttermann G (1980) Nuklearmedizinische Thromboemboliediagnostik. Dtsch Ärztebl 77:591–601

Paneth M (1970) Surgical management of massive pulmonary embolism. Br Med J II:778–779

Petrovskij BV (1977) Die Lungenembolie. Zbl Chir 102:1351–1357

Popov-Cenić S (1976) Medikamentöse Thromboseprophylaxe. Med Klin 71:1221–1234

Potts DE, Sahn SA (1976) Abdominal manifestations of pulmonary embolism. J Am Med Assoc 235:2835–2837

Poulose KP, Reba RC, Gilday DL, Deland FH, Wagner HN (1970) Diagnosis of pulmonary embolism. A correlative study to the clinical, scan, and angiographic findings. Br Med J III:67–71

Praetorius F (1977) Akutes Cor pulmonale durch Thromboembolie. Diagnost Intensivther 3:13–18

Rasmussen K, Michelsen K (1974) The effect of acute pulmonary artery obstruction on the dog electrocardiogram. Am Heart J 87:209–216

Rating J (1968) Katamnestische Untersuchungen zur Frage der Operationsindikation bei Lungenarterienembolien. Dissertation, Düsseldorf

Reinke RT, Higgins CB, Atkin TW (1975) Pulmonary infarction complicating the use of Swan-Ganz catheters. Br J Radiol 48:885–888

Renkes-Hegendörfer U, Hermann K (1974) Erfolgreiche Behandlung einer fulminanten Lungenembolie durch Streptokinase. Anaesthesist 23:500–501

Riedler GF (1977) Thromboseprophylaxe in der inneren Medizin. Ther Umsch 34:363–367

Riedler GF (1977) Low-dose Heparin in der inneren Medizin. Schweiz Rdsch Med Praxis 66:573–579

Rivas-Martin J, Nier H, Bircks W (1976) Zur Prognose der schweren Lungenembolie. Lebensversicherungsmedizin 28:147–151

Sagar S, Massey J, Sanderson JM (1975) Low-dose heparinprophylaxis against fatal pulmonary embolism. Br Med J 4:257–259

Sasahara AA, Cannilla JE, Morse RL, Sidd JJ, Tremblay GM (1967) Clinical and physiological studies in pulmonary thromboembolism. Am J Cardiol 20:10–20

Sasahara AA et al. (1967) Urokinase therapy in clinical pulmonary embolism. N Engl J Med 277: 1168–1173

Sasahara AA, Barsamian EM (1973) Another look at pulmonary embolectomy. Ann Thorac Surg 16:317–320

Sasahara AA, Bell WR, Simon TL, Stengle JM, Sherry S (1975) The phase II urokinase-streptokinase pulmonary embolism trial. Thromb Diathes Haemorrh (Stuttg) 33:464–476

Sasahara AA, Sonnenblick EH, Lesch M (1975) Pulmonary emboli. Grune and Stratton, New York San Francisco London

Satter P (1977) Operative Therapie und Prophylaxe der Lungenarterienembolie. Intensivmedizin 14:243–251

Satter P (1978) Die Embolektomie bei Lungenembolie. Verh Dtsch Ges Inn Med 84:356–366

Satter P (1980) Pulmonary embolectomy. Indication and results. Ann Radiol 23: 321–324

Sautter RD, Emanuel DE, Fletscher FW, Wenzel FJ, Matson JI (1967) Urokinase for the treatment of acute pulmonary thromboembolism. J Am Med Assoc 202:143–146

Sautter RD, Myers WO, Wenzel FJ (1972) Implications of the urokinase study concerning the surgical treatment of pulmonary embolism. J Thorac Cardiovasc Surg 63: 54–59

Scheele J, von der Emde J, Shanahan RJ (1979) Indikationsgrenzen der Pulmonalisembolektomie. Chirurg 50:151–157

Schepping M, Breddin K (1975) Die Lungenembolie. Therapiewoche 25: 1587–1606

Schepping M, Breddin K (1975) Die Lungenembolie. Dtsch Ärztebl 72: 1039–1044

Schicha H, Emrich D (1979) Nuklearmedizinische Diagnostik der Lungenembolie. Röntgenblätter (Wuppertal) 32:621–629

Schlosser V, Kaiser W, Birzle H (1972) Zur Anwendung des transvenösen Vena-cava-Filters zur Verhütung rezidivierender Lungenembolien. Dtsch Med Wochenschr 97:794–797

Schlosser V, Spillner G, Kaiser W (1975) Die operative Prophylaxe rezidivierender Pulmonalarterienembolien. Dtsch Med Wochenschr 100: 1439–1440

Schlosser V, Kaiser W, Spillner G (1976) Der Kavaschirmfilter nach Mobin-Uddin zur Vermeidung von Lungenembolien. Schweiz Rdschau Med Praxis 65:204–208

Schlosser V (1977) Klinik, Prophylaxe und Therapie der Lungenembolie aus chirurgischer Sicht. Med Klin 72:1947–1958

Schlosser V, Spillner G, Kaiser W (1977) Prevention of pulmonary embolism by inferior vena cava filters: results in 62 cases. World J Surg 1:113–117

Schlosser V (1980) Umbrella filter implantation as prophylaxis against pulmonary embolism. Indication and reinvestigations. Ann Radiol 23: 329–331

Schmutzler R (1968) Thrombolysetherapie bei Phlebothrombose. Verh Dtsch Ges Kreislaufforsch 34:310–315

Schmutzler R (1969) Klinik der thrombolytischen Behandlung. Internist 10:21–29

Schmutzler R (1976) Indikationen und Erfolgsaussichten bei der Behandlung von tiefen Venenthrombosen mit Fibrinolytika und Antikoagulantien unter besonderer Berücksichtigung von Nebenwirkungen und Komplikationen. Therapiewoche 26:2397–2404

Schöndorf TH, Weber V, Lasch HG (1977) Niedrigdosiertes Heparin und Azetylsalizylsäure nach elektiven Operationen am Hüftgelenk. Dtsch Med Wochenschr 102:1314–1318

Schöndorf TH (1979) Thromboembolieprophylaxe mit Heparin und Kombinationspräparaten. Med Welt 30:1157–1161

Schoenfeld MR, Budinger JM (1976) Silent, chronic, massive pulmonary thromboembolism masquerading as bronchogenic carcinoma. J Thorac Cardiovasc Surg 72:581–584

Schomengerdt CG, Schreiber JT (1971) Interruption of the vena cava in the treatment of pulmonary embolism. Surg Gynecol Obstet 132:645–650

Schulte HD, Bircks W, Rivas-Martin J (1977) Chirurgische Behandlung der Lungenembolie – Erfahrungen aus fast 20 Jahren. Med Welt 28: 1004–1007

Schulte HD (1979) Lungenarterienembolie. Dtsch Ärztebl 76:85–90

Schwartz JM, Friedman SA, Schreiber ZA, Tsao LL, Richter IH (1973) Problems with streptokinase therapy in acute pulmonary embolism. Surgery 74:727–733

Schwarz N, Feigl W, Neuwirth E, Holzner JH (1976) Venöse Thrombosen und Lungenembolien im Obduktionsgut. Wien Klin Wochenschr 88: 423–429

Senn A (1975) Die venöse Thrombektomie. Vasa 4:22–25

Senning A (1970) Eine einfache Technik der Lungenarterienembolektomie in Notfällen. Langenbecks Arch Chir 328:35–41

Sevitt S, Gallagher NG (1961) Venous thrombosis and pulmonary embolism; a clinicopathologic study in injured and burned patients. Br J Surg 48:475–489

Sevitt S (1976) Arterial wall lesions after pulmonary embolism, especially ruptures and aneurysms. J Clin Pathol 29:665–674

Sharp EH (1962) Pulmonary embolectomy: Successfull removal of a massive pulmonary embolus with the support of a cardiopulmonary bypass. Ann Surg 156:1–4

Sinner WN (1978) Computed tomographic patterns of pulmonary thromboembolism and infarction. J Comp Assist Tomogr 2:395–399

Sinner WN (1978) Verlaufskontrollen von Lungenembolien/infarkten mittels Datortomographie. Fortschr Röntgenstr 129:13–17

Späth G (1972) Die akute Lungenembolie. Münch Med Wochenschr 114:
1673–1680

Spencer FC, Quaddlebauer J (1962) Plication of the inferior vena cava for
pulmonary embolism. Ann Surg 155:827–837

Spohn K (1951) Die tödlichen Lungenembolien an den Heidelberger Kliniken. (Untersuchungen von 377 Fällen der letzten 20 Jahre). Langenbecks
Arch Chir 269:518–542

Sprüth G, Laur A (1964) Elektrokardiographische Frühbeobachtungen bei
Lungenembolie. Z. Kreislaufforsch 53: 153–163

Stein PD, Dalen JE, McIntyre KM, Sasahara AA, Wenger NK, Willis PW
(1975) The electrocardiogram in acute pulmonary embolism. Progr Cardiovasc Dis 17:247–257

Sutton GC, Honey M, Gibson RV (1969) Clinical diagnosis of acute massive
pulmonary embolism. Lancet I:271–273

Sutton GC, Hall, RJC, Kerr IH (1977) Clinical course and late prognosis of
treated subacute massive, acute minor, and chronic pulmonary thromboembolism. Br Heart J 39:1135–1142

Talbot S (1972) The diagnosis of repetitive pulmonary embolism. Practitioner
209:682–685

Theiss W (1978) Fibrinolytische Therapie bei tiefer Venenthrombose und
Lungenembolie. Pharmakotherapie 1:67–76

Tibbutt DA, Davies JA, Anderson JA, Fletcher FWL, Hamill J, Holt JM,
Thomas ML, Lee GDJ, Miller GAH, Sharp AA, Sutton GC (1974) Comparison by controlled clinical trial of streptokinase and heparin in treatment
of life-threatening pulmonary embolism. Bri Med J I:343–347

Tow DE, Wagner HN jr, Holmes RA (1967) Urokinase in pulmonary embolism. N Engl J Med 277:1161–1167

Trendelenburg F (1908) Über die operative Behandlung der Embolie der
Lungenarterie. Arch Klin Chir 86:686–700

Tscherne H, Westermann K, Trentz O, Pretschner P, Mellmann J (1978)
Thromboembolische Komplikationen und ihre Prophylaxe beim Hüftge-
lenksersatz. Unfallheilkunde 81:178–187

Turpif AGG, Gallus AS, Hirsh J, Cade JF (1973) Thrombolysis with a combi-
nation of small doses of streptokinase and full dose heparin. IV. Intern.
Congr. Thrombos. Hemost., Wien (19.–22. 6. 1973), p. 413

Ulmer WT, Kowalski J, Islam MS (1978) Klinik und Diagnostik der akuten
Lungenembolie. Verh Dtsch Ges Inn Med 84:298–318

Unseld HM, Hillenbrand F, Heinsius P (1978) Streptokinase bei Lungenembolie mit Herz-Kreislaufstillstand. Anaesthesist 27:333–335

Urokinase pulmonary embolism trial. Phase 1 results. JAMA 214/12:
2163–2172 (1970)

Urokinase-streptokinase embolism trial. Phase 2 results. A cooperative study.
JAMA 229/12: 1606–1613 (1974)

Van De Loo J, Asbeck F (1973) Thrombolytische Therapie. Klinik der Ge-
genwart 11:261–282

Van de Loo J (1978) Antikoagulantien und Thrombolytika in der Behandlung der akuten Lungenembolie. Verh Dtsch Ges Inn Med 84: 348–355

Vollmar F, Rüdiger K-D (1972) Statistische Untersuchungen zur Häufigkeit von Lungenembolien und hämorrhagischen Lungeninfarkten im Obduktionsgut. Zentralbl Allg Pathol 115:138–144

Vollmar J (1974) Prophylaxe der Lungenembolie durch Unterbrechung der Vena cava. Münch Med Wochenschr 116:1441–1446

Vossschulte K, Stiller H, Eisenreich F (1964) Ergebnisse der Pulmonalembolektomie bei akuter Lungenembolie. Zentralbl Chir 89:1661–1673

Vossschulte K, Stiller H, Eisenreich F (1965) Emergency embolectomy by the transsternal approach in acute pulmonary embolism. Surgery 58:317–323

Wagner HN jr, Strauss HW (1975) Radioactive tracers in the differential diagnosis of pulmonary embolism. Progr Cardiovasc Dis 17:271–282

Weber DM, Phillips JH jr (1966) A reevaluation of electrocardiographic changes accompanying acute pulmonary embolism. Am J Med Sci 251: 381–398

Weber DM, Phillips JH jr (1966) The prognostic value of supraventricular arrhythmias in acute pulmonary embolism. Vasc Dis (NY) 3:393–397

Westermark N (1938) On the roentgen diagnosis of lung embolism. Acta Radiol 19:357–372

White RI, Kaufmann SL, Donner MW (1980) Angiographic diagnosis of venous thromboembolism revisited. Ann Radiol 23:312–315

Wilcox WC, Jarkowski TL (1971) Thrombolysin therapy in acute main pulmonary thromboemboli. In: Mammen EF, Anderson GF, Barnhart MI, (eds) Thrombolytic therapy. Schattauer, Stuttgart New York, p 283–299

Wilhelmsen L, Hagman M, Werkö L (1972) Recurrent pulmonary embolism – incidence, predisposing factors and prognosis. Acta Med Scand 192: 565–575

Williams JW, Britt LG, Eades T, Sherman RT (1975) Pulmonary embolism after amputation of the lower extremity. Surg Gynecol Obstet 140: 246–248

Williams JW, Eikman EA, Greenberg SH, Hewitt JC, Lopez-Cuenca E, Jones GP, Madden JA (1978) Failure of low dose heparin to prevent pulmonary embolism after hip surgery or above the knee amputation. Ann Surg 188:468–474

11 Sachverzeichnis

144